# Contradicciones de un yogui occidental

Juan Almirall

# Contradicciones de un yogui occidental

KŌAN

c/ Mar Tirrena, 5, 08912 Badalona
www.koanlibros.com • info@koanlibros.com

ISBN: 978-84-18223-07-5 • Depósito legal: B-15421-2020
Maquetación: Cuqui Puig • Diseño de cubiertas de colección:
Claudia Burbano de Lara • Ilustración de cubierta: Verónica Grech
Impresión y encuadernación: Liberdúplex
Impreso en España / *Printed in Spain*



1ª edición, septiembre de 2020

# ÍNDICE

*Introducción* ........ 11

OCCIDENTE

1. PRIMEROS PASOS ........ 15
2. LA LLAMADA DE EGIPTO ........ 25
3. EL DESPERTAR DEL CORAZÓN ........ 37
4. ETAPAS DE MADURACIÓN ESPIRITUAL ........ 51
5. ADIÓS, JERUSALÉN ........ 61
6. EL CÍRCULO DE LA SABIDURÍA ........ 69

ORIENTE

7. YOGA ........ 83
8. LA MADRE, LA GURÚ ........ 105
9. EL VOTO DEL BODHISATTVA ........ 115
10. *EL LIBRO TIBETANO DE LOS MUERTOS* ........ 127
11. LA DIOSA DEMONIO ........ 147
12. LOS CAMINOS DEL ÉXTASIS ........ 173
13. *ANTARBHAVA YOGA* ........ 197

*Agradecimientos* ........ 217
*Notas* ........ 219

A mis cuatro yoguinis favoritas: a mi hija Lua, que tiene cinco años y hace posturas de animalitos; a mi mujer Mercedes, profesora y compañera de yoga; a mi hermana Elena, que siempre me ha precedido en las cosas importantes de la vida, y en el yoga también; y a mi madre, que es mi única alumna de âsana.

A todas las mujeres yoguinis que están revolucionando el yoga, aportando una nueva sensibilidad a su práctica.

# INTRODUCCIÓN

El libro que tienes entre tus manos es un tratado de yoga escrito en forma de biografía, pues pienso que del yoga solo se puede hablar a partir de la experiencia. Yo soy el protagonista de esta historia, un tipo corriente y hogareño, nacido un caluroso día de 1968 bajo el signo de Cáncer. El segundo de cuatro hermanos, cada uno de una estación.

Aunque el libro está dividido en dos partes —Oriente y Occidente—, que en algún punto se solapan, el yoga es el hilo conductor que define el camino espiritual que se desarrolla a lo largo de estas páginas. Caídos los mitos y abandonadas las adhesiones a distintos grupos por los que he pasado, lo que permanece es el yoga entendido como el viaje individual hacia el interior de uno mismo y todo lo que en este tránsito se puede descubrir.

No encontrarás en estas páginas el relato de una iluminación, liberación u otras proezas semejantes. Esta no es la historia de un héroe o de un gran santo. Y por eso creo que puede resultar más atractiva. Es el testimonio de una persona corriente que decidió iniciar el camino hacia su interior y que, en gran medida de forma autodidacta, investigó nuestro fabuloso universo subjetivo, tan ilimitado como el espacio que nos rodea.

Un viaje lleno de locuras, pues mi vida no está exenta de cierta herencia cervantina y en algún momento me llamaron «el caballero de la triste figura». Soy alto y muy delgado, el clásico tipo nervioso y de temperamento sanguíneo, que según la medicina galénica era un humor variable pero con una gran sensibilidad, activo e intelectual. Ojos claros y mirada inquieta. Soy de aquellos a los que les cuesta parar quieto un rato. Aunque no se me puede culpar de ninguno de estos rasgos, pues son solo parte de mi temperamento.

En alguna ocasión me he sentido un poco «friki» debido, tal vez, a mi porte quijotesco o a mi cultura y formación. Siempre sentí atracción por la magia y el más allá. Cuando era muy joven jugaba con un amigo que me introdujo en el estudio de las cartas del Tarot y de la astrología. El poder de la profecía llamaba inconscientemente mi atención. La astrología —con independencia de su eficacia predictiva, que nunca me ha interesado demasiado— es cautivadora. En primer lugar, porque establece una correspondencia entre el cosmos y el ser humano, considerándolo un pequeño universo, un microcosmos. En segundo lugar, porque me parece fascinante describir la psique humana de forma circular, con distintas facultades puestas en mutua relación, a veces de manera constructiva y otras veces de forma conflictiva. De vez en cuando miro mi carta astral, seducido por la poética distribución de mi psique.

Espero que esta obra te pueda inspirar y animar a iniciar un viaje semejante, sin complejos y sin más límites que los del mundo exterior. No esperes nada extraordinario —iluminaciones, liberaciones, transformaciones—; si algo parecido llega, bienvenido, pero tú simplemente viste tu vieja armadura, monta tu jamelgo, busca la compañía de una ingenua desconfianza e intenta que los gigantes o los ejércitos no te descabalguen.

Juan Almirall
Barcelona, diciembre de 2019

# OCCIDENTE

# I

## PRIMEROS PASOS

Mi aventura espiritual comenzó en Madrid, donde vivía a los quince años. En concreto, en diciembre de 1983, después de ver la película *El retorno del Jedi*. Los poderes mentales del caballero Jedi Luke Skywalker me maravillaron y me animaron a comprar en la cafetería-*drugstore* VIPS de Gran Vía un libro que se llamaba *El poder total de la mente*,[1] mi primer libro «extraño». Tenía una portada inquietante en la que aparecía la cabeza de un hombre de cuyo cerebro salía una mano que apretaba con fuerza el puño. Este fue el inicio de una delirante aventura; después, como le sucedió a Don Quijote, a aquel libro le siguieron otros muchos: uno de telepatía, otro de magia y brujería, estudios sobre la Cábala, sociedades secretas, etc.

Tenía una ligera tendencia hacia la picardía, rasgo que se hizo patente en un episodio tragicómico en el Colegio de Madrid, una escuela del Opus Dei. Mi profesor de religión, un supernumerario de la Obra, no me aprobaba ni a tiros la asignatura, pues intuía en mí una cierta inclinación hacia el pecado y el pensamiento liberal. Así pues, un buen día decidí pedirle audiencia y confesarle mi terrible propensión hacia los libros de brujería. El horrorizado catequista me propuso que trajera aquellos volúmenes al colegio para que los quemáramos juntos en el patio, en un humilde auto de fe moderno. Ceremonia que no llegó nunca a consumarse, pues le fui dando largas hasta que finalmente se apiadó de mi persona y me dio la asignatura por aprobada. Los libros probaron así su utilidad, porque si bien nunca conseguí hacer ni un conjuro ni un filtro mágico con éxito, por lo menos pude aprobar la tediosa asignatura de religión de aquel colegio ultracatólico.

Como moderno Don Quijote viví una adolescencia plagada de historias mágicas, mientras fantaseaba con entrar algún día en alguna sociedad iniciática como la de los Caballeros Jedi, donde cultivar los extraordinarios poderes de la mente. Esta fue, sin duda, mi primera gran inquietud. Llevado por estas fantasías, leí algunos textos sobre francmasonería y sobre la Leyenda del Templo, donde se narraba el asesinato del Maestro Hiram Abiff, constructor del Templo de Salomón. En aquel momento, todo aquello me sonaba demasiado judaizante y excesivamente relacionado con el Antiguo Testamento.

Era católico practicante. En ese entonces, mi sensibilidad religiosa era muy formal, me gustaba el ritual de la misa, sobre todo cuando era un poco arcaico. El Opus Dei ofrecía un tipo de liturgia muy tradicional y cuidada. También me sentía atraído por el halo de antigüedad del rito solemne de los domingos en la Catedral. Justamente estos eran el tipo de rituales que me fascinaban. Es por eso que la francmasonería no captó inicialmente mi interés, pero sí la Rosacruz. En algún libro leí algo sobre los rosacruces y vi un emblema en el que había una cruz dibujada, en cuyo centro se encontraba una rosa con la figura de Jesucristo y la leyenda: «Yo soy la rosa de Sharón y el lirio de los valles» del Cantar de los Cantares (2:1).

La Rosacruz era una sociedad secreta cristiana, lo que se adaptaba mucho mejor a mis expectativas. Me parecía que podía encajar allí. Así que después de algunos años comencé a buscar a los rosacruces. ¿Quién me lo iba a decir? Sin saber gran cosa de filosofía, reproduje la búsqueda de personajes como Descartes o Leibniz, que allá por los albores del siglo XVII también partieron en busca de los rosacruces tras oír hablar de su «fama». Por supuesto, mi caso era mucho más modesto. Estaba un poco cansado de literatura hermética y cabalística que no acababa de entender y quería vivir algo que fuese un poco más real.

Mi adolescencia fue similar a la de muchos jóvenes de mi edad: completamente entregado a trasnochar, a tomar alguna droga muy de vez en cuando y a beber alcohol con más frecuencia, por aquello de no ser menos. No obstante, algo dentro de mí pedía que me rescatasen de tan destructivas inclinaciones. Una noche, ya de vuelta en Barcelona, disfrutando de unas fiestas de barrio y en estado de discreta embriaguez, di con la sede de los rosacruces. Hay que decir que la entrada del centro no era muy atractiva, pero sí tenía un toque inquietante: una puerta cerrada y un escaparate con algunos objetos y libros misteriosos. Apunté el teléfono y, unos días después, llamé. En el mensaje del contestador automático invitaban a una conferencia. Así fue como, en torno al año 1990, tomé mi primer contacto con los rosacruces en una conferencia que llevaba el título de «La Nueva Conciencia».

En el prólogo de la autobiografía de C. G. Jung, el psiquiatra suizo afirma que la vida «es la historia de la autorrealización de lo inconsciente. Todo cuanto está en el inconsciente quiere llegar a ser acontecimiento, y la personalidad también quiere desplegarse a partir de sus condiciones inconscientes y sentirse como un todo».[2] Sin duda, las razones que empujan a las personas a buscar ciertas respuestas o que les introducen en un camino espiritual tienen su origen en estas fuerzas inconscientes, que nutren la fantasía con tímidas imágenes que quieren llegar a convertirse en acontecimiento. Los rosacruces, los francmasones constructores del Templo de Salomón, los Caballeros del Temple y sus misterios, y el Santo Grial, comenzaron a danzar en mi cabeza. Abrí una puerta que ya nunca más volvería a cerrar.

Como adolescente fascinado por *El retorno del Jedi*, que produjo en mí un «efecto llamada» a nivel inconsciente y despertó un incontenible fantasear con la idea de caballeros con poderes psíquicos y espirituales, no podía dejar pasar la ocasión de sumergirme en el mundo de misterios que ofrecía la Rosacruz. En el año 1983 no había juegos de rol u otras vías de escape para dar salida a este tipo de impulsos, o, si existían, no tuve la oportunidad de conocerlos. Eché mano de las cosas que había en la España de principios de los ochenta.

Cuántos se avergonzarían de confesar los —a menudo ridículos— motivos que les condujeron a iniciar un camino espiritual. Reconozco que con el tiempo, y habiendo llegado a almacenar una tremenda biblioteca de gran erudición, fui disimulando aquellos principios que consideraba tan vulgares y más propios de la adolescencia.

Viví como primera gran contradicción en esta andadura espiritual la distancia entre la sabiduría que alcanzaría con los años frente a las ridículas razones que me animaron a iniciar su búsqueda. Resulta curioso descubrir que un camino espiritual que aspira a las más altas cumbres de la creatividad del Espíritu Humano pueda comenzar así, a partir del pueril deseo de parecerse o de emular a un personaje de ficción como Luke Skywalker. Lo que sí está claro es que el modelo fue lo suficientemente inspirador como para empujarme al estudio y a la práctica de gran cantidad de disciplinas.

Con los años fui acumulando conocimientos, estudié Derecho y Filosofía y me doctoré en Filosofía Clásica con una tesis doctoral sobre el origen de los rangos de las Jerarquías Celestiales. Pero cuando ya era un consumado conferenciante, tuve la sensación de que la gente no me entendía, de que mis discursos acababan por aburrir y de que los oyentes perdían el hilo. Era consciente de que mis explicaciones podían resultar un poco densas por la cantidad de datos, citas de libros y referencias. Intentaba no caer en la pedantería y recurría a la ironía o al humor, y ponía mucho —muchísimo— entusiasmo. Además, siempre estaba dispuesto a dar las explicaciones necesarias, pero aun así tenía la impresión de que los oyentes no me seguían con facilidad.

Estaba convencido de que, para poder realizar un camino espiritual con un cierto nivel de contenido —y, en general, para cualquier aventura vital mínimamente interesante—, era necesario tener algo de cultura. Por ese motivo, solía aconsejar a quienes me escuchaban que, si querían iniciar un trabajo metódico de búsqueda interior, empezaran por ponerse a estudiar en serio, que investigaran, que abrieran sus mentes, que tuvieran curiosidad y afán de conocimiento.

Contaba con una buena formación cultural en diversas tradiciones espirituales y religiosas, lo que me permitía establecer conexiones entre ellas, desvelando la experiencia interior de sabios y filósofos de todas las épocas y culturas. Era de la opinión que encontrar un buen guía espiritual o un grupo de personas consagradas a la búsqueda interior con seriedad y compromiso que, además, respetaran la libertad individual y la igualdad entre personas, sexos, razas, etc., todavía era difícil en el mundo moderno. Y, además, creía que la mayoría de los movimientos espirituales estaban fuertemente jerarquizados, por lo que era muy fácil atentar no solo contra el principio de igualdad, sino también contra la libertad individual y de pensamiento.

A pesar de que la libertad y la igualdad son dos conceptos muy amplios y de que en nuestra sociedad a veces se puede dudar de su realidad, estaba convencido de que eran la base indispensable para las modernas relaciones humanas. No me parecía lógico que, habiendo Occidente desmantelado con muchos sacrificios el sistema aristocrático y los privilegios de la Iglesia, en el siglo XXI se volviera a un sistema de dependencia y privilegios de unos sobre otros, por muy maestros espirituales que fueran, o de organizaciones jerárquicas que limitaran la libertad de pensamiento.

También pensaba que el verdadero camino espiritual en el siglo XXI estaba todavía por diseñar, pues los sistemas de los antiguos habían perdido validez. Hay quienes pueden escandalizarse con las novedades espirituales que, a menudo, rompen con las tradiciones, las cadenas iniciáticas o de maestros, pero consideraba que las intuiciones del presente eran tan válidas como las del pasado, ya que muchas de estas visiones novedosas habían surgido de investigaciones muy serias y concienzudas. Por ello, era preciso recordar que los momentos en los que la cultura había sido más rica y fecunda habían sido aquellos en los que se había dado un mayor intercambio cultural y sincretismo.

El sincretismo permite que aparezcan nuevas formas de espiritualidad que se adaptan mejor a los problemas y necesidades del ser humano de cada época. El Espíritu siempre busca diferentes maneras de expresión con los elementos culturales que en cada tiempo están al alcance de todo el mundo. No hay que olvidar que el Espíritu Humano es el principal creador de cultura y que no se trata de algo divino o trascendente, sino que está en todas las personas y es lo que las impulsa a crear. Estudiar las diferentes culturas era estudiar, por tanto, las distintas manifestaciones del Espíritu Humano.

Un discurso limitado como el de la mayoría de los grupos de buscadores espirituales solo puede superarse con cultura, viajando, estudiando, abriéndose a otras formas de pensar y, sobre todo, intentando comprender esas otras maneras de ver el mundo, utilizando eso que se llama «empatía». Empatizar nos abre a la dimensión humana del otro y a su capacidad de expresarse, de mostrar puntos de vista, tanto comunes como diferentes.

Durante mucho tiempo formé parte de diversos grupos y comunidades espirituales. Algunas procedían de la misma fuente y tenían discursos modelados a partir de las mismas ideas y conceptos, pero expresados de diferente manera, lo que sorprendentemente les impedía entenderse entre ellos, pues no eran capaces de reconocer lo mucho que tenían en común. Observé cómo el discurso de un grupo modelaba a sus miembros, obstaculizando que grupos con ideas comunes pudiesen reconocerse como hermanos, como herederos del mismo legado espiritual, como trabajadores en la misma dirección.

Generalmente, el discurso de un grupo delimita a sus miembros. En los grandes movimientos espirituales de nuestra época pasa lo mismo. Fueron fundados por personalidades sobresalientes, caracterizadas por su creatividad, capacidad de investigación y valentía, que transformaron su propio discurso. Muchos de sus seguidores, no obstante, sin ningún sentido crítico, sencillamente se adaptaron a lo que los fundadores dijeron. Y aunque estos movimientos no sean sectas, están llenos de sectarios, de personas que necesitan discursos dogmáticos, pues no todo el mundo tiene la capacidad de acoger la libertad de pensamiento y la creatividad que ofrece la actividad del Espíritu Humano. Desgraciadamente, los discursos sectarios acaban definiendo una identidad y, hasta cierto punto, fuerzan a aceptar una parte de verdad y un montón de especulaciones accesorias, necesarias para diferenciarse de los otros.

Cuando era joven, asumí algunos de estos discursos identitarios, al principio a un nivel muy visceral. Pero siempre fui muy crítico y me di cuenta de que había caído en la trampa del discurso, la primera y más grande limitación espiritual de estos grupos, pues en lugar de liberar al Espíritu, lo atrapaban y aprisionaban. Este descubrimiento me fue alejando de movimientos en los que había un discurso identitario demasiado fuerte, cosa que ocurría en la mayoría de los grupos espirituales, tanto occidentales como orientales.

Descubrí que un discurso abierto, flexible, universal, que además fuera profundo, era difícil de encontrar, pues requería de una mente con gran capacidad de empatía, es decir, con mucho interés por la cultura de los otros y por sus formas de entender el mundo, en definitiva, un interés por comprender las manifestaciones del Espíritu en los diversos pueblos del mundo. Comprendí también que las personas que estaban atrapadas por algún tipo de discurso identitario, ya sea de tipo espiritual, dogmático o científico, seguramente creían verse reflejadas en algún destello de la mente universal, pero en realidad no tenían ninguna posibilidad de comprenderla. Solo el que se ha liberado verdaderamente de su discurso identitario puede hablar con cualquiera sin problema y sin conflicto.

En definitiva, creía que aconsejar el estudio y la ampliación del horizonte cultural era fundamental, pues mi objetivo era llegar a tener una mente ilimitada, vasta como el océano. Una mente abierta y generosa. Una mente que fuera refugio para todos los seres vivos, sin exclusión.

Cuando decidí comenzar mi camino espiritual, tuve muy claro que solo mi tradición espiritual podía colmar mis anhelos. Estudié algo de la teosofía de Madame Blavatsky, pero me pareció demasiado oriental en aquel momento. En mí resonaban más los símbolos de mi tradición de origen, como eran la rosa, la cruz, el Santo Grial, la transfiguración alquímica y otros muchos que solo en la espiritualidad de Occidente podían encontrar su sentido. Así pues, el viaje comenzaba con un verdadero interés por desentrañar los misterios de todos estos símbolos de la herencia occidental.

Visto en perspectiva, y tras el paso del tiempo, todos aquellos símbolos siguen produciendo un impacto en mi alma, aunque se me presentan cada vez menos velados, ya que el estudio me ha permitido detectar con claridad las razones de su creación. No han dejado nunca de conmoverme, pues, al final, me llevaban al mismo sitio: Egipto, un lugar en el que los verdaderos magos crearon todo el edificio simbólico en el que se apoya nuestra cultura y que, a día de hoy, sigue conmoviendo el alma de muchos buscadores.

## 2

# LA LLAMADA DE EGIPTO

Recuerdo que de niño, en el colegio, hice un trabajo sobre Egipto para el que consulté todos los libros sobre el tema que pude encontrar en la biblioteca de mis abuelos. Había visto algunas fotos del crucero que hizo mi abuela por aquel legendario territorio allá en los años cincuenta y que despertaron mi fascinación por el mundo de los faraones, los misterios de la tumba de Tutankamón, los jeroglíficos, las pirámides y los templos, una fascinación de la que no he podido desprenderme nunca. Todavía conservo algunos dibujos de los dioses que hice durante esa época. Con los amigos del colegio jugaba incluso a aprender listas de faraones y de dioses egipcios.

Así que, cuando tuve la ocasión y el dinero, decidí hacer mi primer viaje por las tierras del Nilo. Mi atracción por la cultura egipcia era la garantía de que aquel viaje iba a estar lleno de magia. Lo hice en compañía de una chica que luego se convertiría en mi pareja durante algún tiempo. Imagino que, nada más entrar en el camarote, comprobó con desilusión que aquel crucero por el Nilo no iba a ser precisamente romántico, pues comencé a sacar de la maleta libros sobre jeroglíficos, papiros, templos y tumbas, que mostraban a las claras unas expectativas muy distintas sobre el viaje.

En el barco conocimos a otros compañeros de travesía. Entre ellos, un médico que era director de una clínica de Valencia. Se definía como ateo cien por cien, materialista y muy poco inclinado a la religión y a la magia. Sin embargo, era un buen conversador. Mantuvimos discusiones muy interesantes sobre espiritualidad, a la que no estaba tan cerrado pese a sus declaraciones. Paseamos juntos por los templos egipcios en el viaje desde Luxor a Asuán, pero cuando llegamos a destino, el médico valenciano tropezó por las escaleras del barco y se abrió la cabeza. Casualmente, ese mismo día apareció en la cubierta una misteriosa mujer norteamericana que había subido a la embarcación para hacer el viaje de regreso a Luxor. Estaba en las antípodas del médico: era una gran aficionada a la magia de Egipto, había viajado bastante por el país y aseguraba conocer muchos secretos, por ejemplo, que en el Templo de Kom Ombo, si uno apoyaba la cabeza en una piedra de las capillas principales, tendría alguna visión o un bautismo espiritual. Por supuesto traté de comprobarlo apoyando la cabeza sobre unas piedras que parecían un altar mientras mi pareja me cubría las espaldas, no fuera que pasase alguien por allí y me viera en tan extraña posición. La mujer norteamericana fue nuestra segunda compañera de conversaciones. Gracias a ella, oí hablar por primera vez de R. A. Schwaller de Lubicz, un autor de origen francés que pasó muchos años en Luxor estudiando el Templo y llegó a desentrañar el sentido del pensamiento faraónico. Schwaller de Lubicz es considerado por algunos el padre de un tipo de egiptología relacionada con el simbolismo. Afirmó, entre otras muchas cosas, que las pirámides de Guiza son mucho más antiguas de lo que aseguran los egiptólogos. Esta teoría me resultó muy convincente, porque también tuve la impresión, a primera vista, de que las pirámides de Guiza estaban allí mucho antes que la civilización egipcia y de que los egipcios las habían encontrado y hecho suyas.

En aquella ocasión visité la Pirámide de Micerino, la más pequeña. En esta tumba la cámara del Rey está enterrada y se llega a ella por un pasillo que desciende por debajo de la tierra. Mi pareja no quiso acompañarme porque sufría de claustrofobia. Fuera hacía un calor seco. En el interior, en cambio, y a medida que uno iba descendiendo, el calor era más y más húmedo, y la ropa quedaba empapada por el sudor. El estrecho pasadizo bajaba y bajaba produciéndome cierta angustia. Mientras descendía, observé cómo los turistas que no habían podido permanecer mucho tiempo en las cámaras subterráneas iban saliendo. Finalmente, llegué a la primera cámara, un pequeño espacio cuadrado, y luego a la cámara del Rey. De pronto, me encontré completamente solo en aquel reducido y agobiante lugar. El calor húmedo producido por la evaporación del sudor me hizo sentir muy incómodo. En mi cabeza surgió una inquietante pregunta: «¿Qué pasaría si no pudiera salir de aquí?». La reacción fue, no obstante, extraña. Sentí que, a medida que el agua se evaporaba de mi cuerpo, mi alma se iba expandiendo y que cada gota se fundía en la atmósfera. Nunca había imaginado que la muerte pudiera ser tan placentera, como una disolución. Mientras mi cuerpo se estaba momificando, experimentaba una sensación de expansión y amplitud que nunca antes había sentido. Cuando salí de allí, el calor seco del desierto me pareció una bendición.

Otro de los lugares que me impactó mucho fue Alejandría. La capital del Egipto helenizado es una ciudad mediterránea que tiene muy pocos restos de su antiguo esplendor. Del templo dedicado al dios Serapis solo queda una columna romana y una esfinge, el pilar de Pompeyo. Allí me quedé extasiado, escuchando cómo desde todas las mezquitas de la ciudad se llamaba a la oración. Después, bajé a las catacumbas de Kom el Shoqafa, donde vi extrañas escenas de los cultos funerarios del período romano. Además, en el museo arqueológico contemplé un inmenso toro que representaba al dios infernal Serapis. En unos jardines próximos al Serapeo, unos egipcios me hicieron señas para que les acompañase a un recinto en el parque, donde me enseñaron una réplica del toro Serapis. Sin embargo, algo me perturbó, tuve miedo y salí corriendo de allí.

De regreso en Barcelona, después de aquel primer viaje, estaba muy animado y me puse a escribir sobre los símbolos y jeroglíficos egipcios. Aquellas imágenes me transmitían muchas cosas del antiguo pensamiento faraónico y no entendía por qué nadie antes se había lanzado a explicar aquel maravilloso legado esculpido en las paredes de los templos y las tumbas. Los jeroglíficos egipcios parecían querer mostrar a las generaciones venideras un sinfín de imágenes acerca de la experiencia espiritual. Todo el arte de esa región daba testimonio de ello. Sin embargo, cuando comencé la lectura de R. A. Schwaller de Lubicz me di cuenta de que ese trabajo ya había sido hecho y, por eso mismo, me puse a leer con fruición toda la obra de este magnífico egiptólogo y ocultista de la primera mitad del siglo XX.

Fue precisamente la obra de Schwaller de Lubicz la que me animó a realizar, unos años más tarde, mi segundo viaje a Egipto. El objetivo era permanecer varios días en un hotel a orillas del Nilo, en la localidad de Luxor, y disponer de tiempo para pasear tranquilamente por los templos del lado oriental y visitar también las tumbas del lado occidental. Así que diseñé mi propio viaje y animé a un pequeño grupo de amigos de la Escuela Rosacruz, de la que ya formaba parte desde hacía algunos años, a que me acompañaran. Esta nueva aventura egipcia supuso el inicio del círculo de la Sabiduría, el tema nuclear de mi búsqueda espiritual, que desarrollaría algunos años más tarde.

Así pues llegamos a Luxor, donde estuvimos varios días. Por la mañana temprano visitábamos el Valle de los Reyes, con las galerías subterráneas de sus tumbas excavadas en la montaña. Allí habitaba la diosa Meretseger («la que ama el silencio») con cuerpo de cobra, que era la guardiana del Valle, adorada por los constructores de tumbas, miembros de la primera cofradía de masones de la historia. Paseábamos silenciosos por los caminos de la necrópolis, pero teníamos la impresión de que aquello no era un lugar de muerte y enterramiento, sino un lugar de iniciación y transformación espiritual en el interior de la tierra. Las paredes de las galerías de las tumbas estaban ricamente decoradas con imágenes inquietantes, narraban historias del viaje celeste del alma de los reyes por las regiones del más allá. En aquellos lugares los arqueólogos no habían encontrado tesoros, ni momias, sino solamente pinturas en las paredes de aquellos templos-tumba. Se creía que todas las tumbas habían sido saqueadas, pero ¿y si aquellos lugares hubieran servido a otro propósito?, ¿y si los reyes se desplazaban allí no para depositar sus restos mortales, sino en vida, para vivir una profunda transformación mental y corporal? Estas eran las preguntas que me surgían en el Valle de los Reyes.

Por las tardes, caminábamos por los Templos de Luxor y Karnac. El Templo del Hombre, según Schwaller de Lubicz, era el Templo de Luxor, también llamado «Apet del Sur» en honor a la diosa hipopótamo que tenía la función de partera de los dioses. Según este autor, el templo representaba la figura humana, con un trazado de tres ejes que ya no se pueden distinguir pero que él pudo fotografiar, a partir del que se desplegaba todo el edificio, construido en diversas etapas. Las piernas están representadas por el atrio del templo, una nave de catorce pilares gigantescos, un patio con peristilo y el nártex. El torso a la altura del corazón lo forma el pronaos y la naos. El *aditum* representa la cabeza, con capillas en el triángulo que forman los ojos y el entrecejo. Schwaller de Lubicz describe el templo como un edificio vivo, morada de una fuerza cósmica, por lo que la arquitectura debía corresponder perfectamente a la naturaleza de la fuerza que residía en su interior. Con mis amigos estudiamos el trazado del Templo del Hombre y también visitamos la impresionante universidad sacerdotal del conjunto templario de Karnak. A estos dos templos podíamos llegar paseando tranquilamente desde el hotel, después de haber pasado las horas más calientes del agosto egipcio en la piscina y en sus restaurantes. Siempre recordaré aquellos días en Luxor como unas jornadas muy agradables, donde pude disfrutar serenamente de la misteriosa belleza de aquellos lugares y de inspiradas conversaciones compartidas con amigos.

Continuamos el viaje remontando el Nilo en dirección al Cairo. Una aventura un tanto peligrosa, pues debíamos cruzar zonas poco aconsejables, afectadas por el integrismo islámico. El guía turístico que habíamos contratado nos consiguió una escolta. Tuvimos que evitar el Templo de Denderah, pero pudimos visitar el de Osiris en Abidos, donde contemplamos las magníficas capillas policromadas en las que se veía al faraón enderezando el Pilar Djed o al dios Thot con cabeza de ibis llevando dos caduceos, uno con una rama de loto y otra de junco por donde se enroscaban dos serpientes, una con la corona del Alto Egipto y la otra con la corona del Bajo Egipto, entre otras sorprendentes pinturas.

Por la noche dormimos en una localidad abandonada por el turismo, donde la escolta se redobló. En nuestro hotel se alojaba también un cantante egipcio muy popular, con menos escolta que nosotros, así que parecíamos personajes muy importantes. El objetivo de la estancia en aquella localidad del centro de Egipto era visitar por la mañana temprano los restos arqueológicos de Tell Amarna, la antigua capital del faraón herético Akenatón y origen del Arte Amarniano, del que el más bello exponente es el busto de la reina Nefertiti, actualmente en Berlín. Además, recorrimos los restos de la ciudad de Jnum, Hermópolis Magna (actualmente El-Ashmunein), la ciudad de

Thot, donde supuestamente se habría originado el hermetismo. Fuimos a la necrópolis de Tuna el-Yebel, donde se encontraba la mastaba greco-egipcia del sacerdote Petosiris, decorada exteriormente con motivos griegos y en cuyo interior pueden verse escenas del más allá como las que tan profusamente se encuentran en el Valle de los Reyes.

Continuamos ascendiendo por la ribera del Nilo. Cruzamos los desiertos donde se encuentran las necrópolis de Meidum, El-Lisht y finalmente Saqqara, el desierto de Sokar, que luego encontraría en el *Libro del Duat*. Visitamos muchas pirámides y mastabas hasta que llegamos a las tres Pirámides y la Esfinge de Guiza.

Esta vez pude visitar las de Keops y Kefrén. Entramos en la Gran Pirámide a mediodía, cuando prácticamente no había nadie. Recorrimos los corredores excavados en la piedra hasta llegar a la galería ascendente. El grupo se dividió en dos, unos iban delante, y yo y mi mejor amigo, detrás. Los primeros subían tranquilamente, mientras que nosotros comenzamos a sentirnos presas de un frenesí desaforado que nos empujaba a llegar lo más rápido posible a la cámara del Rey. Empezamos a acelerar el paso, apartamos bruscamente a nuestros lentos compañeros de delante y, al final, acabamos corriendo enloquecidos hacia la cima de la Gran Pirámide por el pasillo ascendente. Si en aquel momento nos hubieran preguntado por qué corríamos de aquella manera, no hubiéramos podido explicarlo. Alcanzamos la cumbre de la galería y llegamos a la cámara del Rey. Estábamos solos. Mi amigo se detuvo un instante para sacar una foto, pero yo, sin ningún pensamiento concreto y sin saber la razón, me lancé al interior del gran sarcófago de piedra que se encuentra en el centro de la estancia. Recuerdo que era un sarcófago muy poco pulido, para nada sofisticado, y que me quedé allí dentro unos instantes. No experimenté nada especial, salvo este sentirme un poco fuera de mí. Cuando todos los compañeros llegaron finalmente a la cámara del Rey, fuimos entrando por turnos en el sarcófago. En esa ocasión, yo me puse en la cabeza y mi amigo a los pies, como las diosas hermanas protectoras de los sarcófagos Isis y Neftis. Después nos sentamos todos durante un rato allí, hasta que comenzaron a llegar otros turistas y se rompió la magia del momento.

Sin embargo, lo sorprendente fue lo que vino después. De regreso en el hotel del Cairo, mi amigo y yo seguíamos sobrexcitados. Hicimos varias llamadas a España. Hablábamos como histéricos, presos de la aceleración. Estuvimos en este estado de embriaguez varios días. Pensé que ya no era necesario llegar a ningún sitio. Sentí que había alcanzado el más elevado destino espiritual al que el ser humano puede aspirar. Pero, como sucede con cualquier borrachera, eso también pasó y volví a sentirme una persona en el camino, un simple buscador, y uno muy alejado de la Verdad. Durante varios meses me sentí extraño, como si hubiera sido tocado por una energía de altísima vibración que me hacía estar incómodo en lugares donde la frecuencia no era tan alta, incluso experimenté esa extrañeza en los templos de la Escuela Rosacruz.

Para los últimos días en El Cairo no había ninguna actividad programada. Mis compañeros de viaje decidieron volver a la Gran Pirámide. Yo preferí visitar el Museo Arqueológico para ver los sarcófagos y los papiros. Allí tuve una nueva aventura inesperada. En las salas del piso de arriba, donde se encontraban los papiros, me llamaron poderosamente la atención unos rollos de pergaminos que se encontraban enmarcados a lo largo de la pared. No sabía de qué se trataba, pero me quedé absorto contemplándolos. Podría decir que entablé un profundo diálogo con los símbolos de aquellos rollos. Las horas pasaron volando mientras intentaba reproducir aquellas imágenes en una libreta que llevaba conmigo. Hice algunas fotografías sin *flash* que, cuando revelé, se veían muy borrosas. Las imágenes me resultaban muy familiares, eran del *Libro del Duat*, que había visto en las tumbas del Valle de los Reyes. La experiencia fue mágica, como una meditación en los símbolos antiguos que supuestamente describían los episodios de las estancias del Duat, el más allá de los egipcios. Aquel estado de trance se vio bruscamente interrumpido por un joven y apuesto bedel del museo, que comenzó a hacerme preguntas en inglés. No terminaba de comprender muy bien la situación, pero el egipcio insistía, me preguntaba de qué país era. Al enterarse de que era español, me dijo que los españoles tenían fama de gustarles mucho el sexo. No le hice caso, pero como no se marchaba, le expliqué que a mí lo que me interesaba eran los papiros. El bedel me pidió entonces que le siguiera. Supuse que me iba a llevar a una sala con más papiros, pero a donde en verdad me estaba conduciendo era al baño, en donde pretendía ofrecerme sus servicios sexuales. Desperté bruscamente de mi sueño espiritual. Mi amigo, al conocer la anécdota, se rió de mí varios días.

Me llevó algún tiempo identificar los dibujos que había copiado de los papiros del Museo del Cairo. Consulté muchos libros sobre Egipto y su religión, hasta que encontré el *Libro del Duat*, una obra que aparecía en distintas tumbas del Valle de los Reyes y en algunos pergaminos, siempre identificada con el viaje que hacían los faraones por el más allá. El famoso *Libro de los Muertos* es una obra diferente, que contiene las instrucciones que debían seguir algunos nobles y sacerdotes en su viaje tras la muerte, pero es distinto al de los Reyes de Egipto, encarnaciones del propio dios Sol. El *Libro del Duat* se convirtió en un texto de referencia para mí y en la inspiración de lo que llamé «el círculo de la Sabiduría»: la historia del uso de diagramas cosmológicos por parte de algunas corrientes religiosas, de la que encontraría la última manifestación en *El libro tibetano de los muertos*, el *Bardo Thödol*.

El *Libro del Duat* comienza así:

> Estos son los escritos y representaciones de la morada secreta de las almas, y de los dioses (*neter*), de las sombras y de los espíritus; desde el principio del Amenti, donde se pone el Sol, hasta el límite de sus profundas tinieblas. Este es el conocimiento de las almas del Duat. Este es el conocimiento de las almas secretas. Este es el conocimiento de las puertas y los caminos por los que viaja el gran Dios. Este es el conocimiento de las horas y de sus *neter*. Este es el conocimiento de los viajeros de las horas y sus *neter*. Este es el conocimiento de las oraciones de Ra. Este es el conocimiento de las enseñanzas de Ra. Este es el conocimiento de los que alaban a Ra y de los que pretenden destruirle.

El Duat, el más allá, es el lugar de las almas, los espíritus, las sombras y los dioses o *neter*. En esta obra, dividida en doce estancias que representan las doce horas de la noche, el Sol que se ha hundido por las puertas del *Amenti* o el Occidente, por donde se pone, recorre esas doce horas de la noche, mientras va regenerándose alquímicamente, para renacer con nueva luz en un nuevo día en la duodécima hora.

En cada estancia de cada hora, el Sol experimenta una transformación producida por los dioses, almas, espíritus y sombras del Duat, que tiene la forma de un río por el que navega la barca del Sol.

La primera hora representa la impactante entrada de la barca solar en el Duat, el mundo de los espíritus y de los dioses, donde gruñen monos cinocéfalos, las serpientes escupen fuego por la boca y los dioses cantan sus letanías. Describe el momento decisivo para el alma que irrumpe en el más allá, un mundo donde ya no hay nada corporal y en el que al alma le cuesta reconocerse y recuperarse del impacto.

Después de varias estancias por las que la barca navega tranquila por las aguas fecundas del Duat, comienza a descender hacia el desierto de Ra-stau donde todas las aguas se evaporan. Entra en la quinta hora en la Pirámide de Sokar, el Señor del desierto. Allí pierde todos los líquidos, como me sucedió en la Pirámide de Micerino. Es gracias al fuego y a la sequedad que el alma puede regenerase íntegramente y así concentrar toda su energía para una nueva salida a la Luz. En el desierto aparecen muchas serpientes, entre las que se encuentra el enemigo de Ra, la serpiente Apofis, que es descuartizada por los dioses. Finalmente, regresan la humedad y las aguas. Nuevamente, la barca es empujada por grupos de dioses que tiran de ella hasta conducirla al útero de Nut, la diosa del Cielo, que dará a luz a un nuevo Sol, Heper-Ra, en forma de escarabajo dorado que empuja un nuevo disco solar. Este es el ciclo solar, el ciclo de la vida, el ciclo alquímico que se recrea en la iniciación.

Esta obra fue para mí un objeto de meditación durante muchos años. Reproduje parte de ella en un cuaderno. Descubrí el sentido de muchos símbolos del arte egipcio. Esta cultura dejó impreso en mi alma un rollo misterioso que se iría desplegando en el transcurso del tiempo y destilando todos sus múltiples sentidos.

El *Libro del Duat* era el testimonio de la primera etapa de la civilización tal como yo la entendía. La civilización siempre se ha desplegado en torno al misterio iniciático y el descubrimiento de las etapas de la iniciación verdadera, la que es capaz de transformar el alma y el cuerpo en su integridad. Este misterio iniciático está al alcance de todo ser humano que realmente quiera abrirse a él, aunque a menudo es pervertido o simplemente queda obsoleto, incapaz de dar respuesta a las nuevas generaciones que nada saben de los símbolos e instrumentos que tuvieron su eficacia para los antiguos. El cuerpo humano cambia. El alma cambia. Todo se transforma. Es muy posible que los antiguos sistemas iniciáticos de las civilizaciones del pasado no puedan servirnos hoy de la misma manera. Pienso que lo primero es comprender el tiempo presente, lo segundo intuir el sentido de la iniciación y lo tercero encontrar los medios eficaces que en esta época y en esta cultura puedan permitir una verdadera metamorfosis, que implique tanto al cuerpo como al alma del ser humano.

# 3

## EL DESPERTAR DEL CORAZÓN

En el corazón del ser humano se encuentra un «átomo chispa» de Espíritu latente, que puede ser despertado y a partir de cuya fuerza se puede crear una nueva personalidad, una de carácter inmortal. Este era el mensaje de «La Nueva Consciencia», una conferencia a la que asistí en la Escuela Rosacruz alrededor del mes de septiembre u octubre del año 1990, con veintidós años e inmerso en una atormentada adolescencia tardía. En aquel encuentro sentí que todo se aclaraba, que los oscuros textos cabalísticos que había leído sin comprender de pronto se volvían transparentes. Me parecía que hacía referencia a aquella chispa espiritual en el corazón. Por supuesto, las imágenes de esa compleja y críptica literatura nada tenían que ver con la chispa espiritual del corazón, pero de todas formas esta idea resonó en mi interior con fuerza. Si existía aquel principio espiritual, saltaba de emoción dentro de mí y me pareció que era la clave que me permitiría entender todo lo demás. Me faltó tiempo para pedir más información y hacerme miembro de la Escuela Rosacruz. Era yo un joven abogado recién licenciado que en aquel entonces empezaba a dar mis primeros pasos en la profesión.

La Escuela Espiritual de la Rosacruz no pretende tener una filiación directa con el movimiento rosacruz clásico, pues reconoce sus modernos orígenes. Pero es el movimiento que sigue con mayor fidelidad los textos rosacruces clásicos: la *Fama Fraternitatis*, la *Confessio Fraternitatis* y el texto alquímico *Las Bodas Alquímicas* de Christian Rosacruz. Fue fundada en Holanda durante los años veinte o treinta del siglo pasado por unos estudiantes de filosofía rosacruz de la Fraternidad de Max Heindel, otro movimiento más antiguo. Eran alumnos holandeses de aquella fraternidad, que se separaron durante los delicados años por los que esta pasó tras la muerte del fundador. La Escuela Rosacruz holandesa se creó con la voluntad de expandir el trabajo de los rosacruces modernos por toda Europa y América.

El legado de la Rosacruz moderna provenía, por un lado, de los antiguos Manifiestos, y por otro, de la evolución del movimiento teosófico fundado por Madame Blavatsky. En sus últimos años, Helena Petrovna Blavatsky había fundado la Sección Esotérica o la Escuela Oriental de Teosofía, que pretendía ser un espacio de estudio, consagración y entrega al camino ocultista. Sin embargo, en 1891, año de la muerte de su fundadora, la Sección Esotérica contaba con muy poco material de trabajo impreso. A principios del siglo XX, cuando el doctor Rudolf Steiner, un gran filósofo y ocultista, verdadero padre del movimiento rosacruz moderno, entró a formar parte de la Sociedad Teosófica, la Sección Esotérica de la Sociedad Teosófica estaba todavía por organizar, gracias a lo cual, Steiner pudo realizar su propio diseño de esta Escuela Interior teosófica. El filósofo vivía en Alemania, un país donde la teosofía estaba dando sus primeros pasos, allí podía ocultar su intención de apartarse del orientalismo tras una lengua que pocos teósofos entendían. De esta forma, tenía el camino despejado para hacer lo que quisiera. La Sociedad Teosófica, dentro de ciertos límites, siempre ha sido un espacio bastante libre para el estudio y la experimentación oculta, abierta a cualquier tipo de tradición espiritual del mundo. Así que el proyecto marcadamente rosacruciano y lleno de tradición mística occidental de Steiner fue visto, inicialmente, con muy buenos ojos por los dirigentes internacionales de la Sociedad Teosófica. Además, él era una persona de un tremendo magnetismo y de una gran capacidad y formación intelectual.

El proyecto de Steiner para la Sociedad Teosófica era impecable. Allí daba sus charlas sobre las enseñanzas de Blavatsky, vertidas en sus obras *La Doctrina Secreta* e *Isis sin velo*, de las que hacía su propia interpretación. A la Sociedad llegaban los interesados en el pensamiento oculto, y participaban en cursos y talleres sin mucho más compromiso. Planeó la Sección Esotérica en tres Clases o niveles, de los que realmente solo llegó a desarrollar dos.

Los estudiantes de la Primera Clase, que eran personas que querían consagrar su vida al ocultismo, participaban en un programa de entrenamiento ocultista que consistía, en primer lugar, en realizar una meditación matutina, que permitía al discípulo, gracias al control, el silencio y la paz interior, desarrollar un sentido devocional hacia las fuerzas divinas que actuaban en el Universo y alcanzar la comprensión sobre la forma en que el ser humano estaba unido con estas fuerzas. En segundo lugar, cada noche, antes de acostarse, el aspirante debía hacer una revisión retrospectiva del día. Para acabar, debía dedicar al estudio de la literatura sobre ciencia espiritual como mínimo media hora diaria.

Cada dos semanas, el discípulo se comprometía a informar al Mentor sobre los ejercicios realizados. Para ello debía llevar un cuaderno con las prácticas realizadas. Tenía que abstenerse, además, de tomar alcohol y se recomendaba una dieta de abstinencia de carne animal.

Solo cuando el aspirante al discipulado empezaba a mostrar logros de tipo espiritual podía ingresar a la Segunda Clase.

Formaron parte de ella un grupo que llegó a ser bastante numeroso. La Segunda Clase llevaba a cabo una actividad ritual. Steiner había modificado los rituales masónicos de iniciación y las distintas elevaciones a altos grados de la masonería, y los había convertido en una experiencia ritual de sus enseñanzas vertidas en *La Ciencia Oculta*.[3] El aspirante viajaba por los continentes de la Atlántida y Lemuria a través de los rituales masónicos, y allí despertaba el recuerdo kármico de los tiempos pasados, donde el ser humano estaba en fases menos desarrolladas a nivel físico, anímico y espiritual. En definitiva, Rudolf Steiner creó una verdadera francmasonería espiritual para personas con un claro compromiso con las prácticas meditativas y los ejercicios ocultistas.

Esta fase de la obra de Rudolf Steiner fue muy creativa, pero es poco conocida. Se conservan algunos documentos en el Archivo Rudolf Steiner de Dornach, Suiza. Fue en esta etapa, en torno al año 1908, cuando Max Heindel, teósofo norteamericano, conoció la actividad de Steiner en Alemania y quedó fascinado. A su regreso en Norteamérica, Heindel publicó sus apuntes de las enseñanzas del maestro en un libro. La obra llevaba por título *Concepto Rosacruz del Cosmos*[4] y fue muy aplaudida por los ocultistas norteamericanos. También fundó la Fraternidad Rosacruz, que adquirió unos terrenos en Oceanside, California. El libro de Max Heindel vio la luz en 1909 y tuvo una gran difusión en el mundo anglosajón. El texto de Rudolf Steiner, *La Ciencia Oculta*, escrito en alemán y publicado un año más tarde, tuvo, en contrapartida, menos difusión. Se trata en realidad del mismo libro escrito con estilos diferentes pero abordando idénticas cuestiones. El *Concepto Rosacruz del Cosmos*, en su primera edición, contaba con una dedicatoria del autor a su maestro, el doctor Rudolf Steiner.

El trabajo del movimiento teosófico alemán guiado por Steiner, que luego recibió el nombre de antroposofía, se centraba en la aplicación de los principios y enseñanzas de *La Ciencia Espiritual* a la vida personal y colectiva. Por su parte, el trabajo de la Rosacruz teosófica de Max Heindel tomó una orientación distinta, a partir del ritual que diseñó el obispo teósofo Charles Webster Leadbeater, un personaje que impactó profundamente a Heindel. Este ritual central de la Fraternidad Rosacruz consistía en unos Servicios de Curación espiritual que apelaban a unas entidades que actuaban desde el más allá, portadoras de salud para el alma, conocidas como *devas* por los teósofos, y que tenían una naturaleza angélica en el Servicio Rosacruz. La Fraternidad de Max Heindel construyó un templo de curación en sus terrenos de Oceanside, desde donde concentraban, por medio de este ritual devocional, la energía más pura que el ser humano puede proyectar para la sanación de los enfermos. Los estudiantes de la Fraternidad Rosacruz también realizaban los ejercicios que Steiner proponía a los miembros de la Primera Clase de su Escuela Esotérica.

De este movimiento espiritual de principios del siglo XX se desprendió, en los años treinta, la Escuela Rosacruz holandesa, un nuevo grupo marcado sin duda por la experiencia de las dos grandes guerras mundiales que asolaron Europa. Jan van Rijckenborgh, un estudiante de filosofía rosacruz de la Fraternidad de Max Heindel, tras la Segunda Guerra Mundial rompió con la sede principal de California e inició una nueva singladura en Holanda. La nueva Escuela Rosacruz se extendería rápidamente por Holanda, Alemania y Francia. Esta Escuela, que construye su filosofía a partir de la literatura rosacruz de Max Heindel y de *La Doctrina Secreta* de Madame Blavatsky, tiene, sin embargo, una marcada tendencia dualista, seguramente por los efectos de las Guerras Mundiales.

El señor Van Rijckenborgh aseguraba que el «átomo chispa» de espíritu era de una naturaleza espiritual y que procedía del Mundo del Espíritu, en clara confrontación con el mundo caído y dialéctico, regido por la dualidad del bien y el mal, en el que transcurre nuestra existencia. Así, Jan van Rijckenborgh insertó su filosofía en corrientes espirituales radicalmente dualistas, conectando con el legado del maniqueísmo, el catarismo y el gnosticismo, que rechazaban el mundo por ser una creación imperfecta. Muchos místicos occidentales, como Jakob Böhme, del que Jan van Rijckenborgh era un gran admirador, sostuvieron ideas semejantes. Para ambos autores, el ser humano permanece prisionero de un universo caído y alejado de su verdadero origen, el Mundo del Espíritu Divino. No encontramos nada de esto en la obra de Blavatsky, Steiner o Max Heindel. El pensamiento de estos tres autores es más platónico, el mundo es una creación de las Jerarquías Sublimes y Espirituales en constante evolución hacia el Espíritu Divino.

Pasé veinticinco años entre los rosacruces, participando de sus actividades, que consistían básicamente en los rituales devocionales de sus templos. Los Servicios de Templo y las Conferencias de Renovación son encuentros periódicos en los centros locales y en el Centro de Conferencias que se encuentra en Zaragoza. Este último es una magnífica construcción, moderna, cargada de simbolismo alquímico, con capacidad para albergar a más de trescientas personas. Allí muchos acudíamos todos los meses a las Conferencias de Renovación.

La actividad espiritual de la Escuela Rosacruz se podría definir simplemente como un trabajo que despierta y abre el corazón. Un Servicio de Templo es un ritual en el que varían los textos pero que mantiene siempre la misma estructura: una invocación que los participantes contestan con un canto de templo. Los cantos son muy parecidos a los de las liturgias protestantes, pero con letras un poco más esotéricas. A esto le sigue una lectura generalmente conmovedora, extraída de algún texto gnóstico o cualquier otro escrito sagrado con capacidad inspiradora, que también es contestado con un canto de templo intermedio. El ritual culmina con la alocución, una lectura extensa de un texto de la filosofía rosacruz que desarrolla algún tema de la enseñanza y es seguido de un intermedio musical. Termina con una invocación final y un tercer canto de cierre. Estos rituales tienen un elemento muy devocional: el canto de templo, que es una melodía simple marcada por el piano y que luego es repetida por los participantes en la ceremonia. Advertía que el canto ponía a todo el mundo en un estado de apertura del corazón muy perceptible, similar al *kirtam* que entonan los devotos hindúes en sus templos. Sin duda, esto se podría comparar con lo que en la India se denomina *bhakti yoga*, el yoga de la devoción, en el que el canto coral tiene un gran protagonismo y se apela al lado más sentimental de la religión. En ese país oriental, el gurú o guía canta unos mantras y los fieles los van repitiendo. Así eran los rituales de la Escuela Rosacruz, una prueba clara del poder de la devoción y del canto. No había, por lo demás, ningún otro misterio. El resto de las actividades no se alejaban mucho del programa diseñado por Rudolf Steiner para los estudiantes de su Primera Clase. A medida que se avanzaba en el escalafón, los Servicios de Templo eran más filosóficos y las alocuciones más largas, no había mucho espacio para el silencio en los rituales.

Los años que pasé en la Escuela Espiritual fueron muy felices. En ella se generaba un «campo de fuerza» especial que nutría los corazones de sus miembros. Fuera al país que fuera, si asistía a un Servicio de Templo, encontraba la misma estructura y los mismos cantos de templo, solo variaba la lengua. En los viajes que hice por muchos países de Europa y América, visitando a otros rosacruces, siempre encontré una particular familiaridad. Todos los alumnos eran vegetarianos, no consumían ni drogas, ni alcohol y, por lo tanto, se preservaban bastante de las inercias del mundo moderno, llevando una vida sana e intentando poner en práctica una pureza tanto física como mental.

A los rosacruces les brillaban los ojos, tenían aquella mirada limpia e ingenua, propia de las personas que dedican su vida a la salud del cuerpo y del alma.

Este camino me ayudó a evitar los excesos de la adolescencia, me sacó del circuito de discotecas y del frenesí de la juventud. En lugar de pasar las noches del fin de semana abusando del alcohol y de las drogas como seguían haciendo mis viejos amigos, me deleitaba con la lectura de textos gnósticos y espirituales, ahorraba para pagarme algún viaje a Holanda, Alemania, Suiza o Francia, donde comencé a tener nuevas amistades, amigos del alma con los que compartía estas experiencias. Tantos años trabajando la pureza y la apertura del corazón dejaron una profunda huella en mi alma.

La Escuela Rosacruz tenía una estructura piramidal que animaba a los miembros a proseguir durante años este viaje espiritual, subiendo peldaños de grados y niveles, llenos de nuevas aventuras y descubrimientos. Durante los primeros tres años el alumno debía conseguir los niveles básicos de pureza de cuerpo y alma para poder pasar a la Escuela Interior, que constaba de diferentes grados. El primero aseguraba que el participante aprendiese a sintonizarse con otros miembros a nivel del alma. El segundo estaba constituido por la *Ecclesia*, una comunidad sacerdotal entregada al trabajo de purificación ya no de la propia alma, sino del alma del grupo. En dicha comunidad se trabajaba de una manera bastante similar a la de los rosacruces de Max Heindel en sus servicios de curación. Sin embargo, este grupo no realizaba un trabajo externo, sino que solamente animaba el campo espiritual de la Escuela y proporcionaba curación a sus miembros. Y, más allá de la *Ecclesia*, se encontraba la Comunidad del Grial, donde se intentaba construir una Comunidad de Almas. El Grial era un verdadero edificio formado por una cadena de grupos de alumnos, dirigidos por los miembros de la Cabeza de Oro, y en el que se suponía que lo que le sucedía a uno afectaba a todo el colectivo, obligando a refinar el trabajo de pureza, que ya no era para uno mismo, sino para preservar a todo el grupo.

La Escuela Rosacruz es sin duda uno de los proyectos más sofisticados, profundos y, desde el punto de vista espiritual, uno de los mejor organizados. Ningún otro grupo cuenta con una estructura espiritual tan sólida y, al mismo tiempo, compleja, que permita desplegar en sus templos —extendidos por toda Europa y América— una fuerza espiritual de naturaleza tan pura y limpia. Sus templos, siempre pintados de blanco y decorados con muy pocos ornamentos dorados, como una Rosacruz de oro o un Caduceo, una copa aludiendo al Santo Grial o un candelabro de siete brazos que se enciende en determinados rituales, son de una calidad espiritual radiante, capaces de despertar el alma de cualquiera que ingrese en ellos con un mínimo de apertura. Si una persona entra en un templo rosacruz, se sienta relajadamente y consigue dejar de lado la agitación mental, rápidamente comenzará a experimentar un calor en el corazón, un palpitar similar a una inflamación, que la dejará en un estado de máxima receptividad.

Durante un viaje que realicé a Grecia y Estambul, en el que recorrí antiguos y modernos templos e iglesias, y asistí a rituales ortodoxos y bizantinos, no encontré una vibración similar, por decirlo así, a la que experimentaba en el templo del pequeño grupo de alumnos de la Rosacruz que había en Atenas. No hablemos ya de mis visitas a los grandes y maduros centros de trabajo de Holanda, Alemania, Suiza o Francia; en sus templos tuve siempre experiencias muy potentes. En el templo de Suiza, por ejemplo, una fuerza, como si fuera una mano invisible, me agarró del esternón, me elevó del suelo y finalmente me dejó caer nuevamente en la silla. Sí, tengo muy bellos recuerdos de mis años en la Rosacruz, pues en la Escuela Espiritual encontré un buen refugio del mundo, un lugar en el que alimentar grandes ideales, entre los que destacaban las leyendas caballerescas, especialmente la relativa a la Dama del Grial.

En el mundo rosacruz, la Dama del Grial tenía gran presencia por su conexión con el catarismo y las localidades del Languedoc, a las que los rosacruces eran tan aficionados, y donde todavía hoy en día se conserva el recuerdo de la gran dama cátara Esclarmonde de Foix. Curiosamente, esta dama medieval se convirtió en mi gran amor platónico, probablemente porque su leyenda me conectaba con alguna figura arquetípica de mi inconsciente. Coincidiendo con el primer año de pertenencia a la Rosacruz, comencé a practicar esgrima, actividad que encajó rápidamente con mi personalidad, tan alimentada con fábulas medievales.

Entre los rosacruces existía la creencia de que la fuerza de la gnosis, como llamaban a la energía del grupo que se revelaba en el templo, era capaz de despertar el «átomo chispa» de espíritu que dormía en el corazón de todo ser humano. Así, el alumno rosacruz debía conquistar tres santuarios: el santuario del corazón, el de la pelvis y el de la cabeza, gracias a la actividad del «átomo chispa», que era avivada por la participación directa en las actividades de la Escuela. Tomando parte en los Servicios de Templo y las Conferencias, el «átomo chispa» de espíritu se despertaba y recorría un camino en el interior del ser humano, siendo capaz de avivar, en los tres santuarios, una nueva actividad. El proceso de conquista de estos tres santuarios fue mi hoja de ruta a lo largo de todo mi tránsito en la Escuela, una hoja de ruta que había seguido con bastante fidelidad. Mis largos años de participación en las actividades de la Rosacruz supusieron para mí la época de conquista y purificación del santuario del corazón. Esta etapa llegó a su fin cuando la Madre Divina despertó en mí una nueva sensibilidad y me indicó el camino hacia la siguiente fase del proceso, la conquista del santuario de la pelvis. En ella, tuve que enfrentarme al dragón de las fuerzas sexuales que se escondía en las oscuras profundidades del subconsciente, fuerzas primigenias que solo siendo conquistadas podían guiarme al castillo de los vientos en la cabeza, donde librar el combate final contra las tendencias mentales más desestabilizadoras, tal como se narraba en un cuento rosacruz.

El trabajo de purificación del corazón de la Escuela Rosacruz tenía como epicentro los Servicios de Curación que realizaban los miembros del grupo sacerdotal de la *Ecclesia*. Eran unos servicios de templo muy especiales, pues en ellos el oficiante dedicaba unos minutos de silencio a la curación de aquellos enfermos de la Escuela que habían solicitado ayuda y los participantes enviaban sus mejores pensamientos y sentimientos. Todo se hacía de forma anónima, nadie sabía quién había pedido la ayuda y los servidores trabajaban sin conocer a quién estaban ayudando, era un trabajo completamente impersonal. Siempre sentí fascinación por estos rituales. Una fuente de mármol blanco en forma de una rosa sobre una cruz rodeada de pan de oro en el centro del templo era el punto de focalización de la atención tanto de los miembros que hacían el servicio como de los enfermos anónimos. El ritual recordaba el pasaje del Evangelio de San Juan sobre la piscina de Betesda, cerca del Pórtico de las Ovejas en Jerusalén, donde los enfermos iban a curar sus enfermedades en el momento en que un ángel descendía y agitaba las aguas de la piscina, y el primero que entraba en ella quedaba curado de cualquier enfermedad que padeciera (Jn. 5, 1-16).

Fue una gran sorpresa descubrir que este ritual no era privativo de mi Escuela. En un servicio de la Fraternidad Rosacruz de Max Heindel al que fui invitado, encontré que hacían un ritual de curación muy parecido, pero allí utilizaban el símbolo de una Rosacruz blanca delante de una estrella dorada de cinco puntas sobre un fondo azul claro, en vez de la fuente de mármol blanco y pan de oro. El verdadero origen de aquellos rituales de curación, sin embargo, se encontraba en la Orden Teosófica de Servicio de la Sociedad Teosófica. Esta había sido la pionera en este tipo de rituales de curación espiritual, diseñados por un personaje muy controvertido, el reverendo Charles Webster Leadbeater. Este teósofo era originalmente un clérigo de la Iglesia Anglicana, que, interesado por el espiritismo, ingresó en la Sociedad Teosófica. Fue protagonista de un escándalo relacionado con algunos consejos sexuales que daba a los jóvenes miembros de la Sociedad. Fue expulsado y luego rehabilitado por su principal valedora, Annie Besant, que en aquel momento era la presidenta de la Sociedad y de la francmasonería mixta en Inglaterra, así como la fundadora de una Orden del Templo de la Rosacruz teosófica y de la Orden Teosófica de Servicio. Este grupo teosófico realizaba un servicio de curación espiritual muy similar al de los rosacruces. Era mucho más simple y breve si lo comparamos con los que se hacían en los templos de los rosacruces, aunque se percibía también una innegable fuerza. Los oficiantes del ritual teosófico colocaban unos papelitos con los nombres de los enfermos escritos en una copa de cristal sobre una sencilla mesita con tapete azul claro y hacia el que los colaboradores de la Orden Teosófica de Servicio dirigían sus pensamientos sanadores. Quedé muy sorprendido al encontrar el origen de aquellos rituales maravillosos, similares a los que tanto había amado de la Escuela Espiritual de la Rosacruz. Un tiempo después, en la Sociedad Teosófica, pude hacer un experimento en el que intenté combinar este servicio de curación con el yoga del Buda de la Medicina, del que recibí la iniciación tras abandonar la Escuela.

La felicidad que había experimentado en la Rosacruz al final se vio truncada. La llamada de la Madre Divina fue demasiado fuerte como para no oírla, no podía quedarme narcotizado en aquel lugar tan confortable. Cuando el camino parecía claro y todo se reducía, en apariencia, a la apertura y pureza del corazón, sucedió algo completamente involuntario e imprevisible que lo desbarató todo. De esto hablaré más adelante, pero antes creo que es preciso revisar algunas concepciones filosóficas o más bien psicológicas del movimiento rosacruz, que me parecen muy acertadas, aunque generaron una profunda contradicción en mi mente y chocan con la visión oriental.

# 4

## ETAPAS DE MADURACIÓN ESPIRITUAL

La filosofía oriental tiene al «yo» como principal enemigo de la divinidad. Para los budistas, la divinidad es la mente pura, los jainistas la identifican con la vida, y para el hinduismo Dios es identidad suprema, pura consciencia de sí mismo. En el ser humano, el «yo» es el obstáculo de las realizaciones superiores, pues impide que podamos vislumbrar la dimensión ilimitada de la mente, de la vida o de la identidad suprema, también llamada el *Purusha* o Dios por los hindúes.

Tanto el budismo como el jainismo y gran parte de los filósofos hindúes bebieron en la tradición del ascetismo y de los movimientos monásticos, unos orígenes que sin duda han dejado en ellos poderosas marcas. En India, el ideal de vida que conduce a la liberación del sufrimiento y a la iluminación es precisamente la ascesis, que comporta la retirada del mundanal ruido. Las prácticas yóguicas y meditativas son complejas y requieren de una dedicación difícilmente compatible con la vida familiar. Dentro de esta cultura, a las personas que viven en familia solo les queda contentarse con generar un buen karma que les ayude a poder alcanzar la iluminación en otra vida, para lo cual deben sostener a los renunciantes ascetas y monjes con sus aportaciones económicas o en especies. Este es el contexto, tan disímil del occidental, en el que surge la meditación budista y el yoga, pese a lo cual gozan actualmente de una fuerte implantación en estas latitudes.

Esta concepción tiene una trampa en la que suelen caer muchos practicantes occidentales de yoga y meditación oriental: la negación del «yo», que se considera un obstáculo para la realización espiritual. Se lo llega incluso a pensar como algo ajeno a uno mismo, es el culpable de todos los problemas y comportamientos reprochables, como si se tratara de una tercera persona. Se oye decir «esto es culpa de mi yo». El «yo» aparece como una entidad que no puede ser refrenada, que solo mira por sí misma y que entorpece el camino espiritual.

Uno de los problemas más serios en el discurso moderno sobre el «yo» es que a menudo no se sabe muy bien de qué se está hablando. Existen intuiciones, pero cuando hay que hacer un esfuerzo para definir el concepto de «yo», siquiera aproximativamente, observamos que no hay mucha claridad al respecto. La solución no pasa por abandonar el tema y contentarse con simples impresiones, sino por profundizar en el asunto. Por eso, antes de abordar las etapas de maduración espiritual, me parece oportuno aclarar un poco qué entiendo por conceptos como «yo», «mente» y «consciencia».

El más sencillo de abordar es la mente o psique. Los griegos llamaron «alma» (psique) a un conjunto de actividades y facultades de tipo sutil, que no proceden únicamente del cerebro, sino del sistema nervioso, y que vinculan el mundo interno con el mundo exterior. La mente o psique es, en realidad, toda la dimensión interna de un ser humano, tanto la consciente, como la inconsciente.

Por su parte, la consciencia es aquella dimensión mental que se opone al inconsciente. El inconsciente es la gran aportación de la psicología moderna. En el ámbito mental hay cosas que hacemos en estado de vigilia, libremente, con pleno conocimiento y voluntad. A esto se le llama consciencia. Inconsciente es toda expresión de la vida anímica que tiene un origen desconocido para la consciencia.

La Real Academia Española define consciencia como acto psíquico por el que un sujeto se percibe a sí mismo en el mundo y como la capacidad del ser humano de reconocer la realidad circundante y de relacionarse con ella. Sin embargo, esta definición puede aplicarse tanto a la consciencia como a la mente y al yo. No sirve para diferenciar entre estos tres conceptos. La consciencia solo puede definirse como acto psíquico o mental que se opone al inconsciente. Mente o psique es algo más amplio que comprende la consciencia y el inconsciente, y en la dimensión consciente, el «yo» sería aquello que unifica la consciencia. La mente contiene la consciencia que, a su vez, contiene al yo.

Junto con la mente y la consciencia, hay una capacidad que no compartimos con los animales: la clara percepción de la unidad de la consciencia y de la mente, a la que designamos con el pronombre personal de primera persona singular, el «yo». La toma de consciencia del «yo» surge de la capacidad reflexiva de la mente. Pero este «yo» es, ante todo, una necesidad biológica propia del ser humano, porque unifica la consciencia a un nivel muy básico. A niveles más sutiles dotamos a nuestro «yo» de una identidad construida a partir de nuestras preferencias. Así, yo soy alto o bajo en un plano puramente físico; yo soy simpático o antipático en un plano emocional; yo soy de derechas o de izquierdas en un plano intelectual, etc. Este «yo» es una realidad mental que parece poder llevarnos más allá de la mente, pues gracias a esta unidad se puede intuir otra de índole más universal, haciendo uso de las capacidades de abstracción más refinadas.

Rudolf Steiner consideraba que el yo individual era el aspecto más espiritual de la condición humana y que, por tanto, debía regir no solo sobre la consciencia, sino también gobernar sobre la mente. Cuando esto ocurría, Steiner hablaba de «alma consciente» y «yo espiritual». Así, el primer constitutivo de su Trinidad Espiritual era un «yo consciente». La Trinidad Espiritual de Rudolf Steiner es una idea extraída de *La Doctrina Secreta* de Madame Blavatsky, que, inspirada en el Triángulo Místico que aparece en los Manifiestos Rosacruces como *Trigunum Igneum*, o en el Delta Luminoso que preside todas las logias masónicas, estos autores creían que representaba el despliegue de las capacidades superiores del ser humano. Blavatsky, forzando un poco la interpretación de algunas nociones orientales, denominó a los tres principios espirituales de la entidad humana: *manas*, *buddhi* y *atman*. *Manas*, en la filosofía india, es la mente conectada con el mundo exterior a través de los sentidos, un sentido común que unifica las percepciones sensibles. *Buddhi* es algo similar al intelecto o la mente pura. Por último, *atman* es la divinidad en el ser humano. Con el tiempo, Steiner depuró estos conceptos, pues rechazaba el exceso de orientalismo en que consideraba se había hundido la Sociedad Teosófica. Lo cierto es que los teósofos hicieron una interpretación un tanto arbitraria de la filosofía oriental. Este abuso dio lugar al movimiento *New Age*, que es una delirante acumulación de conceptos espirituales sin ningún fundamento, en la que todo vale mientras proceda de alguno que se considere iluminado o con línea directa con algún ser espiritual o de otro planeta.

En un intento de recuperar la tradición occidental cristiana y rechazando los excesos de orientalismo, Steiner redefinió los tres principios superiores del Espíritu y los denominó: Yo Espiritual, Espíritu de Vida y Espíritu Humano. Partió de la tradicional configuración tripartita del ser humano constituido por cuerpo, alma y espíritu. Los rosacruces modernos hicieron suya esta concepción trina del ser humano, opuesta a la visión dualista del cuerpo y alma que sustentan las corrientes religiosas mayoritarias de Occidente y la filosofía cartesiana. Steiner y los rosacruces conciben al ser humano como una unidad compuesta de nueve miembros, no todos ellos plenamente desarrollados. El cuerpo tiene tres miembros y el alma y el espíritu otros tantos, todos en proceso de maduración.

Los miembros del cuerpo, que son fruto de la evolución de la especie humana, son: el cuerpo físico, el cuerpo etérico o vital y el cuerpo de deseos o cuerpo astral. Sobre el cuerpo físico nadie tiene ninguna duda y es fácil de identificar, aunque Steiner lo asocia con el reino mineral. El cuerpo etérico o vital es la estructura de aliento, es el *prâna* de los indios y el *qi* de los chinos. Es una estructura de fuerzas vitales que impulsan el cuerpo al crecimiento y que posibilitan otras funciones orgánicas comunes al reino vegetal. El tercer miembro son las fuerzas desiderativas del cuerpo de deseos o cuerpo astral, que es el componente propio del reino animal. Estos miembros actúan conjuntamente en distintas funciones orgánicas. Por ejemplo, en el proceso digestivo intervienen tanto fuerzas vitales como fuerzas astrales del cuerpo de deseos. La alimentación no solo nos nutre de elementos químicos, sino también de las fuerzas vitales del alimento, sobre el que también actúan las fuerzas astrales que determinan nuestro estado de ánimo y relacionan esta función con ciertas emociones y sentimientos.

Los desarrollos del alma generadores de historia y cultura son: el alma sensible, el alma racional y el alma consciente, fruto del proceso de maduración del yo. El alma ha ido evolucionando a lo largo de las diferentes etapas de la historia. Solo tras la maduración del alma sensible ha sido posible evolucionar hacia un alma racional, y tras dicha maduración, ha comenzado el desarrollo del alma consciente. El «alma sensible» es el nivel más básico de expresión de la mente identificada con las fuerzas desiderativas del cuerpo de deseos o cuerpo astral. El ser humano en esta etapa se mueve por instintos básicos que dominan todo su comportamiento, es como un títere de las fuerzas del deseo. Es una etapa muy infantil, equiparable a aquella en la que el niño quiere cosas sin plantearse nada más. El período histórico del pensamiento mítico atestigua cómo el ser humano se sentía instrumento de las fuerzas del deseo a las que denominaba dioses.

En la etapa del «alma racional» la mente se identifica con las fuerzas etéricas o vitales y surge una mente que es capaz de anticiparse y medir las consecuencias de sus actos. El alma racional apacigua las fuerzas del deseo y empieza a imponer un criterio que tiene su fundamento en la lógica y las matemáticas, pues las fuerzas etéricas son fuerzas formativas y estructuradoras, que tienen su fundamento en la geometría orgánica. A diferencia de las formas geométricas que describen la actividad de las fuerzas etéricas, las fuerzas astrales solo describen colores sin forma que tiñen la mente del individuo y que solo pueden ser percibidas por un clarividente. La etapa del alma racional comienza en torno al siglo V a. C., cuando filósofos como Heráclito intuyen el orden racional de la Naturaleza, y se despliega a lo largo de varios siglos de pensamiento racional y mecanicista. Del pensamiento mitológico, donde todo son fuerzas divinas actuando detrás de los fenómenos, pasamos al pensamiento matemático, donde el cosmos está formado por esferas y en el que todo es fruto del mecanicismo matemático, lo que permitió un desarrollo inicial de las ciencias. En esta época nace la idea del Dios único, al que se concibe como Intelecto. Solo el pensamiento lógico puede desentrañar los misterios de la Creación, pues Dios es pensamiento que se piensa a sí mismo.

Al tercer elemento constitutivo del alma humana Steiner lo llama «alma consciente» o autoconsciente, pues comienza a madurar a partir de un bien definido «yo», que despunta con fuerza y se expresa con claridad. Esto solo es posible cuando la mente se identifica con el cuerpo físico que le muestra los límites de su identidad. Una mente perfectamente desarrollada en nuestro ámbito cultural es un alma consciente de sí misma, consciente de su individualidad.

Las etapas de maduración del alma sensible al alma consciente se pueden rastrear en las transformaciones culturales de la historia occidental. En la primera etapa cultural el ser humano se representa el mundo gobernado por los dioses o espíritus guía, el paradigma está definido por los mitos. Los dioses son los creadores de todo y todo lo gobiernan, así piensa el alma sensible. Sin embargo, en el siglo V a. C. se produce un cambio de paradigma. Aparece la filosofía griega, y el ser humano evoluciona hacia una visión racional y matemática del mundo. Estas son las primeras manifestaciones del alma racional. En los siglos XV y XVI, durante el Renacimiento, ocurre un nuevo cambio de paradigma que se concreta en la revolución copernicana y en el despliegue de las ciencias modernas. Esto obedece a la aparición de una nueva cualidad anímica, el alma consciente, que se intuye en la frase de Descartes «pienso, luego existo», desde la que hemos ido evolucionado hacia un fuerte individualismo, que es el que sustenta el desarrollo del Yo Espiritual.

El Triángulo Espiritual es el potencial que debe desarrollarse y hacia el que se dirigen todos los afanes de la vida humana. Solo un individuo con un alma consciente plenamente desplegada, es decir, con una clara consciencia de «yo» y sobre la base de un pensar, sentir y actuar afianzados en el principio de libertad, puede aspirar a las más altas cimas de su realización espiritual y desarrollar los tres principios constitutivos del Espíritu. Estos tres niveles están representados en los centros de iniciación espiritual de Occidente, como los de los rosacruces o francmasones, con un Triángulo que une el cielo con la tierra, lo corporal con lo espiritual. La Trinidad Espiritual, según Rudolf Steiner, está formada por el «Yo Espiritual», el «Espíritu de Vida» y el «Espíritu Humano», de los que daré una explicación más basada en mi experiencia que en las descripciones del místico austríaco.

El «Yo Espiritual» surge cuando el alma consciente o la mente consciente de su «yo» se aloja en el corazón, desde donde ese yo es conmovido por la compasión, entendiendo por esta la unión desinteresada con todos los seres vivos, a los cuales sirve y para los cuales trabaja con todas las fuerzas de su ser. El Yo Espiritual, desde su posición en el mundo, se compromete con la mejora de la sociedad, con el progreso de la humanidad y con la realización de todos los seres. Las personas que despliegan su Yo Espiritual son necesariamente idealistas, revolucionarias y están comprometidas con el logro de la felicidad de los demás. Nutren sus corazones con las más altas expresiones del Espíritu Humano, por ejemplo, con el arte.

El «Espíritu de Vida» afianza las fuerzas del Yo Espiritual, las apuntala a partir de la integración de la dimensión inconsciente en el propio Yo Espiritual. El lugar natural del Espíritu de Vida se encuentra en el abdomen, en donde duermen las fuerzas del subconsciente. Así lo intuía Aristóteles cuando consideraba a los sueños el fruto de la digestión. Para C. G. Jung, estas fuerzas rigen los sueños y pugnan por llegar a ser un acontecimiento en el estado de vigilia. El subconsciente es, por tanto, la fuente oscura de la que emanan muchos elementos constitutivos de nuestra identidad. Hay infinidad de cosas que nos agradan o desagradan sin que sepamos muy bien por qué. La libido, según el psiquiatra suizo, toma la forma de una sombra, aquella parte de nuestra psique donde almacenamos todos los contenidos de consciencia que nos desagradan y que de una u otra forma reprimimos. De hecho, el subconsciente puede considerarse la fuerza pura de nuestra libido. El Espíritu de Vida solo puede conquistarse sumergiéndose y abrazando la propia libido, integrando la dimensión sexual de nuestra psique. Por ello, el ritual tántrico, del que hablaremos más adelante, es la mejor herramienta de integración de esta dimensión espiritual. El Espíritu de Vida domina todas las fuerzas vitales, partiendo de las fuerzas sexuales, y desvela el secreto de la vida y la muerte que se encuentra oculto en ellas.

Por último, el tercer constitutivo de la dimensión espiritual es el «Espíritu Humano», una dimensión que nos une con la Humanidad en su conjunto y da a la mente una expresión universal. El Espíritu Humano comporta la transformación del pensamiento dinámico gracias a la más completa quietud contemplativa. El alma inmortal que ha conquistado el Espíritu Humano se encuentra en estado de absoluta quietud, en meditación, dirigiendo su mirada tanto hacia lo ilimitado del mundo exterior como a lo ilimitado del mundo interior, sin establecer líneas divisorias. Se trata del verdadero Sabio del que se habla en todas las tradiciones. Una persona que no precisa moverse, pues no necesita nada, y despliega su actividad en todos los dominios del cosmos sin necesidad de desplazarse de su sitio. Podríamos decir que ha transformado completamente todas las células de su cuerpo y viaja sin moverse, pues domina el corazón, el vientre y la cabeza.

Esta visión, basada en el pensamiento de Rudolf Steiner, era la explicación más coherente que había encontrado sobre las etapas de maduración espiritual, aunque intenté justificarlas desde un punto de vista un poco menos dogmático y más basado en mi propia experiencia. Ahora bien, todo esto constituye un misterio, el misterio de la vida humana en el planeta Tierra, al que no queda más remedio que acercarse por medio de una cierta fe. Muchas de estas ideas son intuiciones que se formulan a partir de la vivencia del camino espiritual. La filosofía oriental ofrece respuestas diferentes, que se alejan de la idea de evolución del yo humano tal como lo entiende el pensamiento moderno. Por eso, los occidentales que se acercan al yoga y al pensamiento budista se ven confrontados con la idea de rechazar el «yo», negando su verdadera dimensión espiritual y cayendo en un laberinto conceptual de difícil escapatoria.

# 5

## ADIÓS, JERUSALÉN

Emprendí un viaje a Israel que me pareció el anuncio de una nueva etapa en mi andadura espiritual. El período que iniciaría tras este viaje llegaría con la fuerza de un huracán y desmantelaría todo lo que creía haber conseguido durante mis años en la Escuela Rosacruz. Debía abandonar la Escuela y aquel confort narcótico que me hacía pensar que había conquistado el pico más alto de mis aspiraciones espirituales. El viaje a Israel fue la clausura de una etapa, la despedida de un mundo del que me iba a alejar irremediablemente.

Cogí el avión en Barcelona, solo, con una mochila que no tuve que facturar. Nunca imaginé que eso me haría parecer sospechoso. Cuando llegué a la puerta de embarque, los encargados de la seguridad del avión saltaron sobre mí. Me hicieron un larguísimo interrogatorio en el que estuve a punto de dar explicaciones hasta por la marca de mis calzoncillos. Un poco humillado, embarqué el último en el avión, bajo la mirada extrañada de los otros pasajeros. Fue la primera y última vez que tuve un problema con los sistemas de seguridad del país. No hubo más interrogatorios ni molestias en el aeropuerto Ben Gurión, en Tel Aviv, donde la recepción fue muy correcta. Allí me encontré con mis otros compañeros de viaje, alumnos de la Escuela Rosacruz que tenían una cierta predilección por la

Cábala. Desde Tel Aviv viajamos directamente a Jerusalén, donde nos instalamos en un hotel no muy alejado de la ciudad antigua y del Muro. Aquel resto del Muro occidental del segundo Templo fue la experiencia más impresionante del viaje. El resto parecía un recorrido por el parque temático del cristianismo. La Iglesia de la Natividad en Belén, zona dominada por los palestinos; el Jordán, donde me di un baño y me bauticé por primera vez, pues la palabra *bautismo* procede del griego y significa «sumergirse»; Cafarnaúm, bajo un calor asfixiante; Nazaret; el lago Tiberíades, etc.

Sin embargo, Jerusalén fue algo diferente, había allí un ambiente espiritual que no tenían los otros lugares. El Muro, el Santo Sepulcro y el monte de los Olivos me causaron una honda impresión. El Muro, sin duda, es el corazón de Jerusalén. Está en el monte Moriah, bajo la Explanada de las Mezquitas, donde se encuentra la Cúpula de la Roca que conmemora el ascenso de Mahoma a los cielos. Bajo estos santos lugares del islam se halla el Muro, un poco escondido. Allí, cientos de judíos llegados de todas partes del mundo se dan cita para rezar, los hombres a un lado y las mujeres a otro. El judaísmo es «la religión del Libro». La importancia que tiene el Libro Sagrado para un judío no es equivalente ni para cristianos, ni para musulmanes. A la izquierda del Muro está el túnel de los Asmoneos, donde se pueden ver bibliotecas improvisadas, libros y más libros, comentarios y más comentarios de la Torá. Comentarios legalistas, comentarios históricos, comentarios exegéticos, comentarios esotéricos, etc. Los judíos ortodoxos allí reunidos parecen saber mucho. Esmerados estudiantes de la Ley Sagrada, llevan largas barbas patriarcales, tirabuzones y amplios sombreros negros para cubrirse la cabeza como marca la Ley.

Dos sucesos sorprendentes me dejaron una inquietante impresión del Muro de las Lamentaciones. Había comprado una kipá de terciopelo negro en la visita al monte Sión, así que me la puse y apoyé la frente en el Muro. No lo hacía con ninguna intención particular. Quería sentir en la frente el contacto con aquellas piedras milenarias, en un gesto, por otra parte, muy común en todos los visitantes. Me tomó completamente por sorpresa la percepción de unas corrientes de fuego que descendían desde lo alto del Muro, ríos de fuego, del Fuego de Yahveh que caía por el Muro. Poco después, me introduje en el túnel de los Asmoneos con un grupo de turistas a los que les estaba explicando algo relacionado con los chakras y las costumbres religiosas del judaísmo, cuando me vi interpelado en hebreo por un judío ortodoxo. La kipá y la pasión que ponía en las explicaciones despertó la curiosidad de aquel personaje que, al comprobar que no hablaba hebreo, se marchó corriendo, perdiéndose por las callejuelas de Jerusalén. La experiencia del Muro me dejó muy alterado. Aquella noche no pude pegar ojo y, desde la ventana de la habitación del hotel, lo buscaba y solo pensaba en volver, era como si estuviera poseído por un fuego que me quitaba el sueño y me llamaba desde los restos del Templo.

Otro de los lugares en donde sentí una profunda conmoción fue el Santo Sepulcro, también en Jerusalén. Se trata de un sitio con una iglesia sencilla, muy poco vistosa, con grandes murallas de piedra, una torre y pocos ventanales. Bajo un gran arco, el portón es custodiado por los turcos. El interior es inquietante: contiene los restos de lo que se supone fue el lugar donde se alzaba la Santa Cruz y una gruta donde habrían enterrado a Jesucristo. La iglesia está regentada por cuatro confesiones cristianas: los cristianos ortodoxos, dependientes del Patriarcado Ecuménico de Constantinopla, que tienen un cierto protagonismo en el lugar; los cristianos católicos, representados por los franciscanos, sin duda los más amables y próximos al peregrino; los representantes de la Iglesia copta, cristianos de Egipto, supervivientes del antiquísimo Patriarcado de Alejandría del que ya nadie se acuerda (la Iglesia copta tiene una liturgia muy interesante donde se ven puntos en común con el rezo islámico); y, por último, los cristianos armenios. La armenia es la Iglesia nacional más antigua del mundo y parece que sus fieles fueron los causantes de algunos altercados en el interior del Santo Sepulcro.

Pasear por Jerusalén y sus callejuelas es toda una experiencia que permite conectar con el pasado. Hay pocas Iglesias evangélicas modernas, pero se pueden encontrar las más antiguas y olvidadas versiones del cristianismo, algunas de las cuales se remontan a las primeras escisiones de la gran Iglesia imperial y sus concilios ecuménicos.

En algún lugar cercano a los restos del Templo se encuentra una galería cerrada por una reja, conocida como la Galería de los Templarios. Se trata de uno de los túneles que conectaba distintos puntos de la ciudad con la Fortaleza templaria que allí se construyó.

Por último, otro lugar sorprendente es el monte de los Olivos, que se encuentra a las afueras de Jerusalén, más allá del muro oriental del Templo, donde está la puerta tapiada por donde se cree que saldrá el Mesías redentor de los vivos y los muertos. Bajo la muralla hay un cementerio, «el valle de Josafat», nombre que me trajo a la memoria a mi madre porque, cuando era niño, cada vez que hacía una travesura peligrosa, me preguntaba: «¿Quieres acabar en el valle de Josafat?». Por supuesto en ese entonces no tenía la menor idea de lo que era. El valle está lleno de tumbas que miran a la puerta oriental. Allí se enterraba a los judíos que esperaban la llegada del Mesías, que iba a redimir a todas las almas de los justos y acompañarlas a la Casa del Padre, una vez atravesase la Puerta Oriental del Templo. Así, no es de extrañar que Jesús escogiera el monte de los Olivos como un lugar importante de predicación, pues desde este monte se ve claramente el cementerio y la puerta oriental. Aquel era el lugar ideal para predicar un nuevo evangelio, un nuevo camino hacia la Casa del Padre, el lugar de los bienaventurados, tal como lo creían los griegos y algunos judíos. El mensaje de Jesús está lleno de referencias al más allá y sus lugares, así como los caminos que conducen hasta el Padre tras la muerte.

El viaje a Israel supuso la culminación de mi recorrido hacia el origen de mi cultura. Había escuchado innumerables historias sobre aquellos sitios, los santos lugares de la cultura judeocristiana, símbolos que dejaría atrás para sumergirme en el mundo oriental y sus misterios. Lo que se hizo patente para mí en este viaje fue que el judaísmo y el cristianismo diferían únicamente por la evolución de sus tradiciones, pero que ambos tenían el mismo origen, la misma esencia y la misma revelación. Históricamente, la Escuela de los fariseos a la que perteneció Pablo, el verdadero divulgador del cristianismo, y de la que nunca se desvinculó, tenía un mensaje idéntico al mensaje «cristiano». Pablo siempre se consideró un maestro fariseo que tuvo la revelación del Mesías. La Escuela de rabinos fariseos también se encuentra en el origen de las Escuelas Rabínicas que redactaron el Talmud y sobre el que se construyó el moderno judaísmo. El cristianismo universal de Pablo y el judaísmo rabínico tienen el mismo origen y las mismas creencias, separadas únicamente por las lenguas, el griego y el hebreo. La aversión del cristianismo por los fariseos tiene su origen en una línea primitiva, alejada del paulismo, que dejó su impronta en evangelios como el de Mateo, más próxima al grupo de cristianos de Jerusalén y a los apóstoles que se agrupaban en torno a Pedro y Santiago. Lo que provocó el alejamiento entre los primeros cristianos y los judíos no fue otra cosa que la lengua. Los primeros hablaban el griego y por tanto tenían una fuerte influencia helenística, y los segundos volvieron a la pureza del texto hebreo.

Antes de abordar otra tradición espiritual es importante comprender en profundidad la propia. La mía era la tradición judeocristiana, que tenía uno de sus principales focos de irradiación en Jerusalén. Roma, Atenas y Alejandría habían aportado nuevos ingredientes de tipo legal, filosófico y científico, pero el sustrato religioso solo se podía encontrar en Israel, y más concretamente, en Jerusalén. En Roma se encuentra el origen de nuestra tradición jurídica, que consagra el principio de igualdad ante la Ley entre todos los miembros de nuestras sociedades modernas, una igualdad que no distingue entre castas, grupos sociales, sexos, razas, etc. Ha sido necesario el sacrificio de muchos grandes personajes para el apuntalamiento de este principio y se ha derramado mucha sangre para conseguirlo, aunque todavía quede un largo recorrido por andar. Seguramente es de Atenas que nos llega el segundo principio sobre el que se asienta nuestra sociedad moderna: la libertad, una libertad que se da fundamentalmente en el ámbito creativo del ser humano, que debe poder crear con absoluta libertad. A veces nos olvidamos de que la libertad es una gran conquista espiritual de nuestra cultura. Por supuesto también queda mucho trabajo por hacer en esta dirección, porque se encuentra constantemente amenazada. Pero este principio inflama el corazón de muchas personas y solemos echarla en falta cuando visitamos lugares donde predominan culturas con otros sistemas sociales, que no han pasado por el tamiz de la Ilustración, gran divulgadora de los principios de la igualdad y la libertad. De Alejandría procede nuestro interés por las ciencias. Allí los griegos desplegaron las primeras universidades, que son los centros de producción de cultura y ciencia en nuestras sociedades. Las ciencias fueron para rosacruces y masones el núcleo de una Fraternidad Universal, solo los sabios podían realmente formar una verdadera Fraternidad sin fronteras. Y, sin duda, de Jerusalén nos llega la idea de la Ciudad de Dios, el lugar perfecto, donde el ser humano ilustrado y sabio podrá vivir en paz, en Libertad, Igualdad y Fraternidad. Un ideal que los colonos británicos se llevaron a Estados Unidos, donde los francmasones y cuáqueros pensaron que se podría construir la sociedad ideal, imposible en el viejo continente. Por eso en Estados Unidos erigieron la Estatua de la Libertad, un monumental símbolo que sirve de recordatorio.

Los viajes a Atenas, a Roma, a Alejandría, a Nueva York y, por fin, el viaje a Jerusalén, me permitieron conocer los centros donde se forjó la cultura de Occidente, de la que era vástago y deudor. Este reconocimiento me permitió introducirme en otros mundos, habiendo comprendido en profundidad mis orígenes.

# 6

## EL CÍRCULO DE LA SABIDURÍA

El viaje iniciático en busca de la sabiduría no es lineal. Tiene una forma circular, al menos esta era la impresión que tenía yo después de mi periplo e investigaciones: el círculo comenzaba en Egipto y parecía querer cerrarse con los misterios de la francmasonería moderna.

Justo después de abandonar la Escuela Rosacruz tuve una experiencia que me ayudó a comprender esta ruptura y asumir mi destino, a pesar de la tristeza que suponía abandonar a una familia que me había acompañado durante tanto tiempo. Al día siguiente de enviar la carta pidiendo mi baja, después de terminar la meditación, me sentí profundamente liberado. Dejaba atrás años de trabajo y a un gran número de amigos que seguramente no volvería a ver, pero me alentaba la idea de que ahora era libre para ir adonde quisiera, estudiar lo que quisiera, tomar las iniciaciones que quisiera y dar las conferencias que quisiera. Decidí que nunca más volvería a ponerle ningún tipo de límites a mi búsqueda espiritual. La ausencia de libertad de experimentación era una limitación clara.

Quien lea a Jiddu Krishnamurti se convencerá de la imposibilidad de «organizar una creencia», de la tendencia que existe, cuando formamos parte de un grupo, a generar condicionamientos mentales. Pero esto me colocaba ante una nueva contradicción. Podía entender que para construir un campo espiritual colectivo como el de la Rosacruz, lo que los francmasones llaman un «egregor», era muy útil contar con un grupo de personas unidas por dogmas y creencias. ¿Sería posible construir un campo espiritual, un «egregor» de similares características, con librepensadores? Esta reflexión me llevó a buscar la iniciación en la francmasonería, pero a la vez, a separar, al menos por el momento, mi trabajo espiritual y meditativo de mi trabajo colectivo, pues estaba claro que en la francmasonería había mucho por hacer en el ámbito espiritual.

Lo primero con lo que me encontré fue una variante de extraño origen del Rito Egipcio. Allí me inicié, pero en menos de un año, la logia desapareció. La aparición y desaparición de logias de efímera existencia es uno de los grandes defectos de la francmasonería en general y del Rito Egipcio en particular. Era evidente que la tarea no iba a ser fácil, parecía que los librepensadores practicantes de ritos al margen de las grandes Obediencias Masónicas eran personas con muchas dificultades para asumir compromisos de una cierta durabilidad.

Tras un par de años de deambular entre grupos marginales, decidí, con unos amigos, formar una «logia salvaje», que es aquella que no está bajo la jurisdicción de ningún cuerpo masónico más grande y trabaja bajo los auspicios de la Masonería Universal, sin ningún reconocimiento por parte de las Grandes Obediencias que operan en el mundo masónico contemporáneo. Pudiera pensarse que íbamos a hacer lo que nos diera la gana, sin dar explicaciones a nadie, pero sería una conjetura errónea. Si algún sentido tiene la francmasonería en el siglo que corre es precisamente el de ser una escuela de formación en las virtudes humanas, y eso no tiene ningún valor en una logia que no se doblega ante nada ni nadie. Con los años, uno se da cuenta de que la capacidad de obedecer a otra persona aceptada libremente como autoridad es una gran virtud moral.

No estoy ensalzando el servilismo, sino la capacidad de aceptar las decisiones de otras personas, libremente reconocidas como autoridad, al menos durante un cierto tiempo, pues los cargos en la masonería deben rotar.

Mi primer interés por la francmasonería era de tipo social. Las sociedades humanas funcionan únicamente bajo el imperio de la ley, una ley que regula las relaciones entre los miembros de la sociedad, pero la ley no es suficiente. Toda sociedad necesita, para funcionar correctamente, de ciudadanos que consagren su vida a la virtud moral, que, además de buenos y estrictos cumplidores de la ley, posean una ética personal que les haga buscadores de la excelencia. Solo así las sociedades crecen en principios como la Libertad, la Igualdad y la Fraternidad. Y esta era una de las funciones de la masonería moderna, ser escuela de república, como decían los masones franceses, o escuela de ciudadanía, como corregían los masones españoles.

Mi segunda motivación era de tipo histórico. Formar parte de la francmasonería no solo suponía conocer el tronco del cual surgieron todas las demás sociedades iniciáticas, sino conocer por dentro «el negativo» de las sociedades modernas, aquella parte que no se ve, pero por donde circula la savia espiritual de nuestra cultura. Conocer los ritos masónicos permite comprender muchas de las inquietudes espirituales que inspiraron a los grandes hombres y a muchas mujeres constructores de las sociedades modernas. Madame Blavatsky, la fundadora de la Sociedad Teosófica y a la que profesaba una gran admiración, fue iniciada en la Masonería de Adopción del Rito Antiguo y Primitivo de Menfis Misraim cuando todavía no se aceptaban mujeres en las logias. Rudolf Steiner recibió la autorización del Gran Hierofante de la masonería egipcia en Alemania para poder construir su Escuela de Misterios teosófica y trabajar algunos grados tradicionales de la masonería. El movimiento espiritual moderno se originó en la francmasonería, directa o indirectamente, y, desde luego, el movimiento rosacruz tiene su origen en el grado décimo octavo del Rito Escocés, que lleva el título Caballero del Águila y del Pelícano o Soberano Príncipe de la Rosacruz. La Sociedad Teosófica fue también una gran promotora y divulgadora de la comasonería o masonería mixta de la Obediencia de origen francés conocida bajo el nombre de «el Derecho Humano», donde los teósofos modificaron algunos rituales para darle un mayor sentido ocultista a la práctica del rito masónico.

Finalmente conseguí, junto con algunos amigos, y a pesar de las dificultades por las que atravesamos en la masonería marginal de los Ritos Egipcios, formar una logia y poder pasar página respecto a grupos y personas extrañas y extravagantes, por no decir algo peor, que nos fuimos encontrando en este periplo. En un momento dado del trayecto nos vimos llevados a llamar a la puerta de una Obediencia Masónica Mixta con gran implantación en España. Igualitaria porque había dejado de lado la absurda discriminación por razón de sexo que muchas logias conservan sin ninguna justificación aceptable en el siglo XXI.

Una logia ofrece la posibilidad de hacer un trabajo en grupo y de desarrollar la capacidad negociadora entre personas de buena voluntad. Los miembros se recuerdan unos a otros que hay una construcción poderosa, más allá de las voluntades individuales, un proyecto espiritual común que precisa de la armonía y del diálogo sosegado. Un campo espiritual es un templo invisible que requiere ante todo de armonía y, por más interesante que sea la propuesta que uno de sus miembros ponga sobre la mesa, no puede forzar a los demás a admitirla, debe intentar persuadirles por los medios propios del debate masónico, marcado por la ritualización del uso de la palabra. Esto es un gran trabajo de amor que, además, es realmente revolucionario, pues nos enseña a dejar atrás la voluntad individual; prima en todo momento lo mucho o lo poco que todo el grupo ha aceptado de una propuesta.

Hice coincidir la fecha de mi iniciación en la francmasonería con la de mi afiliación a la Sociedad Teosófica. La pertenencia a esta sociedad me parecía algo coherente dentro de mi trayectoria. Francmasonería y Sociedad Teosófica eran dos instituciones que ya contaban con su propia tradición y solera, pues muchos intelectuales de la primera mitad del siglo XX fueron teósofos y masones. Por otra parte, la Sociedad Teosófica me permitía seguir investigando las filosofías y prácticas espirituales de Oriente sin que esto generara ningún tipo de resquemor. La teosofía había nacido con una clara vocación aperturista, con una disposición a investigar y aceptar todas las tradiciones espirituales e iniciáticas.

Allí pude exponer de forma completa un ciclo de charlas sobre los Budas Celestiales o Dhyâni-buddhas de *El libro tibetano de los muertos*. Madame Blavatsky dedicó algunos pasajes de *La Doctrina Secreta* a los cinco Dhyâni-buddhas o Budas meditadores. Lo cierto es que la influencia del budismo en esta obra es inmensa y su autora se reconoció abiertamente budista. En un primer momento, el movimiento teosófico fue conocido como «budismo esotérico», caracterización que luego fue muy matizada. Una de las obras más hermosas de Blavatsky, *La voz del silencio*, es un tratado de budismo *Mahayana*, en el cual la doctrina sobre el *Bodhisattva* es nuclear.

El espíritu del *Bodhisattva* fue el que inspiró a Madame Blavatsky y el que, de alguna manera, configuró el núcleo de la espiritualidad moderna, el que veladamente y a veces de forma inconsciente asumieron tanto Rudolf Steiner como los demás maestros rosacruces, incluido el señor Jan van Rijckenborgh, fundador de la Escuela Espiritual, en la que la doctrina del *Bodhisattva* se encuentra muy presente, aunque no se reconozcan sus raíces budistas.

En esta etapa teosófica descubrí que el *Libro de Dzyan* que Blavatsky comenta en *La Doctrina Secreta* formaba parte, según la autora, del canon de los Tantras budistas, cuyo primer libro es el *Tantra de Kalachakra*. El *Tantra de Kalachakra* tiene una importancia capital. Allí se habla de Shambhala, el reino de las almas inmortales, donde se practica la religión de Kalachakra, el Señor de los Ciclos del Tiempo. Y, efectivamente, *La Doctrina Secreta* es un tratado sobre el tiempo que toma la forma de ciclos a lo largo de los cuales las distintas razas que pueblan nuestro sistema solar han ido evolucionando. Blavatsky utilizó terminología oriental, mientras que Steiner y Max Heindel, que abordaron el mismo tema en sus obras *La Ciencia Oculta* y el *Concepto Rosacruz del Cosmos*, lo hicieron desde la tradición cristiana occidental. Así, el *Tantra de Kalachakra* aparece de forma velada en los trabajos filosóficos de los maestros rosacruces modernos, que se inspiraron en *La Doctrina Secreta*. Kalachakra a través de la teosofía parecía ser el puente tan buscado entre los Misterios de Oriente y los Misterios de Occidente. Esto me llevó a ir con interés detrás de la iniciación tántrica de Sri Kalachakra, que S. S. el XIV dalái lama impartía de forma muy generosa casi cada año. Lo había hecho en Barcelona, pero en aquel entonces estaba todavía en la Escuela Rosacruz y no pude participar. Había llamado poderosamente mi atención que los monjes dibujaran el magnífico mandala con arena que luego deshacían y echaban al mar. El mandala era una de las Puertas del fabuloso Reino de Shambhala. Una amiga que había conocido en la Escuela Rosacruz decidió hacer un trabajo sobre mandalas y le eché una mano. Esto me permitió comenzar a estudiar esta especie de enciclopedia gráfica y sus comentarios.

Pero mi permanencia en la Sociedad Teosófica no podía durar. Existía una cierta exigencia de explicar las cosas con la terminología teosófica, lo que no siempre era posible, y esto hacía que algunos miembros tuvieran una inclinación —desde mi punto de vista, injustificada— hacia el dogmatismo. Madame Blavatsky y Rudolf Steiner no fueron nunca unos dogmáticos. ¡Al contrario! Fueron pensadores libres y abiertos, dispuestos a estudiar y a explorar diferentes tradiciones y técnicas contemplativas, demostrando, en definitiva, un espíritu investigativo y, de alguna manera, «científico», en el campo de lo espiritual. Este espíritu especulativo en el ámbito espiritual no es ni mucho menos lo que se respira en las sociedades que fundaron, que despliegan su actividad en el amplio marco de la obra de sus fundadores, pero sin alejarse demasiado de ella. Parecen incapaces de lanzarse a explorar las tradiciones y prácticas espirituales que curiosamente inspiraron a sus fundadores y, tal vez —¿por qué no?—, corregir su legado. Hoy disponemos de mucha más información y conocimientos sobre estas tradiciones de los que en su día eran accesibles para Blavatsky y Steiner. Actualmente los estudios y traducciones de los textos de las tradiciones orientales realizados en las universidades de Europa y América son muy apreciados incluso en el mundo oriental. Prueba de ello es que el dalái lama, por ejemplo, ha llegado a recurrir en algunas ocasiones a traducciones inglesas de ciertos Tantras y sus comentarios.

Con el tiempo fragüé una teoría que denominé «el círculo de la Sabiduría». *El círculo de la Sabiduría*, en realidad, es el título de un libro que trata sobre los diagramas cosmológicos utilizados en la antigüedad como sistema mnemotécnico, principalmente en el marco de las reglas generales de la retórica y la oratoria romana. Es un libro en dos volúmenes de Ignacio Gómez de Liaño, profesor de estética de la Universidad Politécnica de Madrid, publicado por la editorial Siruela.[5] Este voluminoso trabajo sobre el tema de los diagramas cosmológicos fue siempre para mí una poderosa fuente de inspiración. Gómez de Liaño centraba su estudio en el uso mnemotécnico, pero a mí me parecía que los diagramas tenían un sentido más iniciático, experimentar en vida el viaje por el más allá y luego intentar conservar el recuerdo de esta ruta, tras la muerte. Me movía la necesidad de encontrar una justificación al despliegue de la espiritualidad iniciática a lo largo de la historia. La historia es una ciencia moderna y racional por la que siempre sentí una especial estima. Ella me había permitido encontrar el origen de las ideas y de las técnicas contemplativas que había ido descubriendo. Caí en la cuenta de que, en su fase inicial, estas técnicas o las filosofías eran sencillas y que, con el tiempo, se habían ido complicando. Los textos más antiguos describen formas de contemplación o meditación muy simples, cuanto más antiguas, más elementales. En el fondo, me consideraba un historiador de la filosofía espiritual. Terminados los estudios en Derecho, me licencié en Filosofía para poder estudiar la evolución del pensamiento humano. Creo que fue una de las mejores decisiones que tomé en mi vida. Era un amante del helenismo, lo que explica que viera la influencia griega en todas partes y que el libro *El círculo de la Sabiduría* fuera una gran revelación para mí, pues demostraba esta influencia en culturas tan lejanas como la budista.

El *Tantra de Kalachakra* cerraba «el círculo de la Sabiduría», que desde mi perspectiva era el uso de diagramas cosmológicos como mapas de ruta por el más allá. Una práctica mística que había nacido en Egipto y terminaba en la India, pasando por *El libro tibetano de los muertos*. El círculo de la Sabiduría, como pude explicar extensamente a lo largo de un ciclo de conferencias en la Sociedad Teosófica, era la descripción de esta práctica dentro de distintas iniciaciones a lo largo de la historia. Con esta teoría explicaba las sucesivas transformaciones de los misterios iniciáticos que, nacidos en Egipto, pasaron al judaísmo y al cristianismo gnóstico, y viajaron a Oriente a través del maniqueísmo, religión que se fusionó con el budismo en la China, influyendo en textos como el *Tantra de Kalachakra* y en la doctrina sobre el Reino de Shambhala, ampliamente divulgados hoy por grandes lamas.

Según Gómez de Liaño, el primer uso de diagramas cosmológicos encontrado en las fuentes helenísticas procede de la zona de Licia (Asia Menor), de donde eran originarios los Misterios de Mitra. El mitraísmo fue una religión mistérica con claras referencias cosmológicas. Sin embargo, pude rastrear una utilización mucho más temprana de dichos diagramas en el *Libro del Duat*. Los egipcios habían descrito las estancias del más allá trazando un mapa del cielo. Si el verdadero sentido y utilidad del diagrama era servir de guía para el alma tras la muerte, además de su función mnemotécnica, y estos diagramas se presentaban como una clara descripción de la topografía del más allá tal como yo había descubierto, la explicación más antigua se encontraba en las doce horas del *Libro del Duat*.

El *Libro del Duat* influyó en los gnósticos egipcios, que también diseñaron diagramas del más allá en sus libros de rituales mágicos. La religión egipcia en el período helenístico era un sincretismo de religiones antiguas y modernas, con influencias gnósticas y de los misterios griegos y egipcios. De este sincretismo surgió el cristianismo y el judaísmo gnósticos, así como el hermetismo. Las descripciones que hacen los gnósticos egipcios de los diagramas cosmológicos aparecen en la obra de Orígenes, el más grande entre los teólogos cristianos. Pero también era posible hallar una descripción práctica de los diagramas en los textos de magia gnósticos, que mostraban las rutas que conducían a las distintas estancias que el alma tenía que atravesar hasta la ciudadela del Tesoro de Luz, donde se encontraba el Vestido de Luz. Todo ello era parte de las enseñanzas secretas y misteriosas de Jesús resucitado que se recogen en el *Libro de Iaô*, un texto de magia egipcia y cristiana. Allí se revelan las palabras secretas, los signos mágicos y los números que el iniciado debe conocer para llegar a los lugares donde se encuentran los Vigilantes del Tesoro de la Luz, también llamados los Obispos de Luz, pues la palabra *obispo* significa «vigilante».

El siguiente diagrama es el de los maniqueos, que tiene claras influencias de los gnósticos. Los maniqueos eran una secta dualista persa, fundada por Mani, el apóstol de la Luz. La versión maniquea propone dos diagramas: uno de las potencias y de las emanaciones de la Luz y otro de las potencias y emanaciones de la Tiniebla, un demonio terrorífico que forma parte de la mitología maniquea. El maniqueísmo se extendió por toda Persia y llegó hasta los reinos indogriegos de Bactriana y Sogdiana, donde llegó a ser la religión oficial. Fue adoptado por el poderoso Imperio Uigur en el siglo VIII, época en que se desarrolla el tantrismo en la India y el taoísmo se oficializa y fija su canon en la China. En el siglo VIII aparecen los primeros textos tántricos budistas en India y comienza la conversión del Tíbet al budismo de la mano del Gurú indio Padmasambhava, al que se atribuye la redacción del texto denominado *Bardo Thödol. El libro tibetano de los muertos*. En esta obra se describe un mandala del más allá de deidades pacíficas y luminosas y otro de deidades iracundas y tenebrosas. En el momento de redacción del *Bardo Thödol* existía en China un maniqueísmo muy semejante al budismo denominado la Religión de Moni, el Buda de la Luz Infinita. De esta manera, el uso de diagramas cosmológicos en los misterios gnósticos y maniqueos, de origen claramente egipcio, encontraría su continuación en el budismo tántrico y sus mandalas, en particular en el que se representa el más allá descrito en *El libro tibetano de los muertos*. Aunque el mandala más espléndido y detallado es el de Sri Kalachakra. Es el tantra más sofisticado, considerado el rey de los Tantras del budismo.

Así se cerraba esta investigación, que describía un misterioso círculo en el que los primeros diagramas cosmológicos, verdaderos mapas del más allá, guías para los que recibían una iniciación, culminaban en el mandala de Kalachakra, una monumental enciclopedia que contenía información sobre todo cuanto existía entre el cielo y la tierra. Este mandala representa los continentes que se agrupan en torno al monte Meru, lugar donde se levanta el Templo al Glorioso Kalachakra, Señor de los Ciclos del Tiempo. Madame Blavatsky, con su magnífica intuición, había captado algo de todo esto y en su obra *La Doctrina Secreta* ponía los nuevos fundamentos para la comprensión de la evolución de las razas en el Sistema Solar, preparando el camino al decimocuarto dalái lama para abrir las puertas de Shambhala a miles de practicantes budistas, que accedían a la más compleja y sublime iniciación del budismo tántrico.

La teoría del círculo de la Sabiduría me permitió hilvanar las verdaderas tradiciones iniciáticas, colocando a Blavatsky como la moderna actualizadora de un mensaje milenario. A medida que iba haciendo descubrimientos, me sentía más y más motivado. Pero como no descartaba el cartesianismo y estaba dispuesto a dudar de todo tipo de mito o leyenda, me limité a extraer una conclusión, la que me resultó más evidente: toda iniciación que se precie debe revelar a sus iniciados un diagrama cosmológico. Este, además, debe encontrarse en el centro de los Misterios y debe erigirse en una ruta para que los iniciados puedan atravesar las confusas y oscuras regiones del más allá, sea este una realidad objetiva o una experiencia meramente subjetiva. A partir de *El libro tibetano de los muertos*, el diagrama cosmológico podía entenderse en un sentido subjetivo, como una descripción de las regiones más luminosas y más oscuras de la propia psique.

En la francmasonería los iniciados trabajan sobre los símbolos que se encuentran en la logia, que es una representación del Templo del Universo. De esta manera, la francmasonería encuentra su justificación y sentido iniciático en la tradición del uso de diagramas cosmológicos procedente del antiguo Egipto, aunque pocos o ninguno crea ya en que el diagrama masónico pueda servir de guía para el viaje del alma por el Oriente Eterno, tal como llaman al más allá.

# ORIENTE

# 7

## YOGA

No hubiera sido posible abandonar la Escuela Rosacruz y dar el siguiente paso en el camino, el descubrimiento de la alquimia interior, sin la práctica del yoga. Circunstancias fortuitas me llevaron a realizar un tipo de yoga poco común y me prepararon, de forma inesperada, para trabajar en la apertura de la pelvis, que se abrió a una nueva energía y marcó un cambio de rumbo en la dirección de mi vida y en mi sendero espiritual. Con los rosacruces había ido haciendo un trabajo devocional de purificación del corazón, al que pude sumar a partir de entonces una poderosa fuerza vital, una energía que me proporcionaba una gran sensibilidad corporal. Entonces no lo sabía, pero era el paso previo y necesario para conquistar de forma definitiva mi mente. Esta conquista tenía que implicar tanto el pensamiento, como el sentimiento y la voluntad.

Confieso que de joven nunca fui muy aficionado al deporte, que mis padres intentaron fomentar en mí sin mucho éxito. Además, a los veinte años me había lanzado de lleno a la vida bohemia, tan poco saludable y bastante autodestructiva. En aquella época conocí a unos personajes algo libertinos y aficionados a las drogas, pero ese estilo de vida no caló en mí. Aprendí de alguna manera a expresar lo que llevaba en mi interior, pero fue la entrada en la Escuela Rosacruz la que supuso mi verdadera liberación de aquel mundo destructivo, que pasa caras facturas a los adolescentes.

En la Escuela Rosacruz conocí a un joven francés que me animó a ver una competición de esgrima, un deporte que me fascinó inmediatamente. Me apunté sin demora a un club en el que pasé ratos muy divertidos. La práctica de este deporte iba acompañando mi evolución dentro de la Escuela Rosacruz, donde se insistía en el despertar y la purificación del corazón. Sin embargo, unos años después empecé a sentirme incómodo a causa de los «golpes» de los contrincantes, que me dejaban lleno de cardenales el pecho.

Así como aquel joven francés me había recomendado la esgrima, una compañera de la Escuela Interior de la Rosacruz me habló de las artes marciales como camino de realización espiritual. Esto capturó mi interés, pero no sabía por dónde empezar. La oferta era demasiado variada. Me decidí por lo más accesible. Cerca del despacho donde trabajaba como abogado había un centro tradicional de taekwondo, así que me apunté. Hablé con el *sabonim* —«maestro» en coreano—, y a los pocos días me presenté en el centro con mi traje nuevo de taekwondo y el cinturón blanco en la mochila. Me sentía como un colegial que empieza una actividad extraescolar.

En el centro de taekwondo encontré un grupo de jóvenes muy entregados y fieles al *sabonim*. Aquello se parecía un poco a una secta. El maestro era especialista en medicina oriental y comercializaba entre sus discípulos unos potes de cereales picados, agrupados por sabores, según los principios de la medicina china, pero en versión coreana. Fue toda una experiencia compartir el arte marcial del taekwondo con el estudio de los principios y fundamentos de la medicina china: el Tao, el Yin y el Yang, el ciclo de los cinco elementos —Madera, Fuego, Tierra, Metal y Agua—, y sus relaciones mutuas de dominio y generación, etc. Aquí escuché hablar por primera vez de la alquimia taoísta, que se basaba en aquellos mismos principios.

Los golpes que recibía en el pecho —el Santuario del Corazón, al decir de los rosacruces— y la excesiva lateralidad de la esgrima hicieron que poco a poco me fuera alejando de este deporte. A finales de los noventa decidí centrarme exclusivamente en las artes marciales orientales. Esto me llevó a explorar la esgrima japonesa, en sus variantes de kendo y de iaido, que eran más frontales y que no castigaban tanto el pecho. Al principio fue una liberación, pero pronto aparecieron nuevos problemas. La mayor parte de los golpes los recibía ahora en la cabeza, precisamente cuando en la Escuela Rosacruz el trabajo espiritual tenía que orientarse hacia ese Santuario. Todo apuntaba a que también tenía que buscar una salida a aquel agresivo pasatiempo, pero las armas, la elegancia del combate, el arte y estilo japonés, y el uniforme de *kendoka* —compuesto por una *hakama* con forma de faldones azul oscuro, una especie de armadura de bambú negra y una máscara con barrotes metálicos, parecido al traje de Darth Vader— me tenían atrapado. No era solo por el dineral que me había gastado en aquel sofisticado equipo y en las *katanas*, sino también por algún tipo de dependencia psicológica respecto de todos aquellos elementos que tanto me cautivaban. Mi abuela, que me tenía muy calado, cuando le enseñé el equipo de kendo, movió la cabeza mientras suspiraba: «¡Juanito, pero cómo te gusta disfrazarte!».

Fue durante una competición dedicada a un maestro de kendo japonés, celebrada en Barcelona, donde tuve un destello de lucidez. Me sentí extraño, como quien despierta de un sueño. Mientras aquel sabio y anciano maestro hablaba, me miré y me vi vestido con aquella armadura y ropas japonesas; miré luego a un lado y al otro, observando la larga fila de aguerridos combatientes que se extendía como una concentración de samuráis españoles, escuchando atentos y con circunspecto semblante la arenga del maestro en japonés, lengua que no entendía nadie, pero que sonaba muy samurái. De pronto, me asaltó una pregunta: «¿Qué estoy haciendo?, ¿cómo he llegado hasta aquí?». No entendía qué parte de mi ser más íntimo conectaba con aquella estrafalaria práctica del ejército medieval japonés. A partir de ese momento, cada vez que combatía con algún compañero más fuerte y violento, yo —que no lo era en absoluto— pensaba: «¿Qué tengo que ver yo con todo esto?».

La respuesta llegó un caluroso verano durante una conferencia en la Sociedad Antroposófica en el Goetheanum, el centro de la Antroposofía en Dornach (Suiza). En aquel mágico entorno steineriano, la presidenta de la sociedad expuso la versión de Steiner sobre Christian Rosenkreuz, el fundador de la Fraternidad Rosacruz, que yo conocía muy bien. Recordé la descripción de unas esperpénticas imágenes que había leído en las conferencias de Rudolf Steiner en Neuchâtel sobre este enigmático personaje. En aquel ciclo de alocuciones, Steiner colocaba al Buda Sakyamuni en la región celeste de Marte, donde, según el autor, reinaba una gran violencia. En medio de aquel infierno, plantaba al Buda que supuestamente hacía un sacrificio de purificación, eliminando así toda la ira y la cólera del mundo gracias al poder de su meditación. Mientras evocaba todo esto, vi al Buda Sakyamuni sentado, meditando impasible en medio de aquella violencia y combate, con su gran potencia mental. Aquella estrambótica imagen quedó grabada en mi mente con tal fuerza que tuvo el poder de liberarme del kendo y de aquel impulso de mi subconsciente hacia las artes de la guerra y el combate. Comprobé el efectivo poder de transformación que tiene la imaginación, tal como aseguraba Steiner.[6]

Cansado, pues, de las artes marciales, sentí con urgencia la necesidad de un cambio. Fue por aquel entonces que una amiga que se estaba iniciando como profesora de yoga *iyengar* me propuso practicar yoga con ella. Años más tarde se convertiría en una gran maestra de este tipo de yoga, que gracias a su capacidad intuitiva podía ir mucho más allá del estilo que enseñaba. Aquel primer año fue, no obstante, un poco un desastre tanto para ella como para mí, pues pecaba de un uso exagerado de los soportes tan típicos de la práctica *iyengar*. Hacer *halâsana*[7] con veinte mantas, ladrillos y taburetes era francamente incómodo. La experiencia, de todas formas, me sirvió para darme cuenta de que tenía algo de flexibilidad, aunque fui dejando de lado la práctica con mi maestra *amateur*. En la época en que estudiaba la carrera de Filosofía, hice algo de yoga en la universidad, que también resultó ser yoga *iyengar*. Eso me llevó a matricularme en el Centro de Yoga Iyengar de Barcelona. Su sede se encontraba en un edificio donde había varios centros de distintos estilos de yoga. El de *iyengar* era el más frío y marcial, pero el profesorado era excelente y la práctica supuso un gran aprendizaje. Sin embargo, durante el cuarto año de práctica me apareció un fortísimo y agudo dolor en la zona lumbar derecha, justo debajo de mi escoliosis. Seguramente, la práctica en clases grupales, sin supervisión ni seguimiento específico, me provocó aquella contractura y tuve que dejar el yoga.

Nunca ha dejado de sorprenderme la sincronía de la práctica de las actividades deportivas con mi camino espiritual. Me inicié en la esgrima poco tiempo después de hacerme miembro de la Escuela Rosacruz. Comencé la práctica de las artes marciales tras entrar a en la Escuela Interior de la Rosacruz. Cuando se abrió la posibilidad de comenzar el trabajo de curación que hacían los rosacruces, en la Comunidad Sacerdotal, comencé a hacer yoga, cansado del combate y de las artes marciales. En aquel momento tuve uno de los sueños más impactantes que recuerdo. Me veía en una ciudad destruida como por una guerra nuclear. Vestía de abogado, con la toga negra, y estaba acompañado por una compañera, que no era mi socia en el mundo real, pero con la que la identificaba. Caía la noche y me trasladaba a un amplio campo de fútbol, con el césped bien cortado. A lo lejos había unos barracones con forma de celdas de colmena de abejas y allí se instalaban para pasar la noche algunos familiares y amigos. Me quedaba solo en el centro del campo, alejado de la vista de todos, envuelto por la oscuridad. Ahora vestía una túnica brillante negra, como un sudario aterciopelado, del que solo asomaba mi cabeza rasurada como la de un monje budista. Entonces comenzaba a elevarme del suelo, flotando a poca altura; después, mi cabeza y mi cuerpo se volvían de un verde fluorescente, mientras cantaba una canción del repertorio rosacruz: «Llamas errantes de fuego, volved, volved a vuestro hogar». Luego, y como empujado por una suave brisa, me iba flotando hasta un bosque donde había maleza seca y muy alta, cerca de la cuneta de una carretera comarcal. De pronto, pasaba una camioneta tipo Jeep, con la parte trasera descubierta, llevando a una niña enferma. Subía a la camioneta y le imponía las manos a la niña, que poco a poco recuperaba la salud. Mientras tanto, seguía cantando e irradiando aquel color verde luminiscente. Este sueño, que me anunciaba el trabajo de curación que iba a comenzar en la Rosacruz, me reveló la importancia del trabajo de servicio a los demás que debía acompañar todo desarrollo interior.

Volviendo al yoga, la práctica exclusiva de estilo *iyengar* me había hecho pensar, erróneamente, que ese era el yoga «verdadero». No consideré otros tipos de yoga, que por otra parte tampoco conocía.

La cultura oriental despertaba en mí un gran interés desde hacía tiempo. Los conocimientos de la medicina china con los que tomé contacto a través del *sabonim* coreano me acercaron al pensamiento antiguo, que en muchos sentidos era un tipo de pensamiento «analógico» donde se podían encontrar, por ejemplo, expresiones de los principios como el Yin y el Yang en muchos ámbitos de la existencia, así como los cinco elementos, etcétera. Se abrió para mí una nueva comprensión de los textos de la alquimia occidental. El pensamiento antiguo de Egipto, Grecia y Roma tenía mucho que ver con el pensamiento analógico oriental, parecían regirse por el mismo paradigma. Esto me animó a estudiar sánscrito y cultura védica en un curso que ofrecía la Universidad de Barcelona. Había tenido ya una experiencia impactante con ese idioma durante mi primer viaje a la India.

Efectivamente, mi primer viaje a la India supuso grandes descubrimientos. Aunque fueron dos duros meses de vagabundeo por aquel caótico país, tuve algunas revelaciones que me introdujeron al fascinante universo indio. Comencé el periplo en Madrás (Chennai), hacia donde volé desde Barcelona. Llegué a la India más tradicional y menos turística. En el avión conocí a un médico indio que viajaba a menudo y al que le sorprendió verme tan interesado por su cultura. Él no era un gran entendido pero me presentó a una persona muy versada en la filosofía *vedanta* que me introdujo en una sociedad típicamente india, el *Tattva-loka*. En aquella comunidad religiosa conocí a una anciana dama, una mujer muy elegante y noble, que se ofreció a responder a mis preguntas. Viendo que no eran de fácil respuesta, me aconsejó que hiciera un curso de seis meses en la Universidad de Madrás para profundizar en los temas filosóficos. Me preguntó cuánto tiempo tenía pensado quedarme en la ciudad y al detectar que mi visita era puramente turística, me dijo con mucha amabilidad que mis preguntas no podían responderse tan rápidamente. Una tradición milenaria con una filosofía tan profunda no se conoce en dos días, aprovechando un viaje turístico. Me vi confrontado con esta torpeza tan típica de nuestro mundo occidental, que lo quiere todo exprés. Pensamos que las cosas del espíritu, como cualquier otra cosa, se pueden aprender rápidamente, en unos pocos días. Vamos de flor en flor, sin pararnos a libar realmente ninguna de ellas y, al final, hemos conocido tantas que es difícil que recordemos alguna.[8]

Un poco desanimado, continué con el itinerario tal y como había programado. Me había propuesto conocer lugares muy importantes desde el punto de vista espiritual y traté de visitarlos todos. El siguiente destino era el Sri Ramanashram en Tiruvannamalai, bajo la montaña sagrada de Arunachala, un lugar muy conocido por aquellos que aprecian la visión no dualista del gran sabio indio Ramana Maharshi. Llegué allí sin muchas esperanzas, pues no había encontrado alojamiento en el *ashram*[9] y tuve que hospedarme en un hotel en donde al menos esperaba estar a salvo de los mosquitos. A veces la India puede causarnos una gran decepción, para luego compensarnos regalándonos una gran experiencia, como la que tuve cuando fui a conocer el *ashram*. Era de mañana. Me senté en la gran sala de meditación con la espalda recta y en posición más o menos meditativa. De pronto, un grupo de jóvenes y niños brahmanes entraron en la sala y se sentaron alrededor del *Mahasamadhi*[10] de Ramana Maharshi. Eran miembros de una escuela védica que funcionaba dentro del recinto del *ashram*. Una vez allí, comenzaron a recitar los himnos del Veda, que, según recordaba, eran algún fragmento del *Rig Veda* donde los sonidos consonánticos tenían un gran protagonismo. Mientras escuchaba aquellos cánticos védicos empecé a notar cómo los sonidos producían un efecto en distintos puntos de mi espina dorsal. Era como si activasen algunas zonas de mi espalda, haciendo vibrar las vértebras por toda mi columna. Me sentí deslumbrado: ¡Aquello era mágico, poderoso! Pensé: «¡Yo quiero hacer esto!». Así que durante el resto del viaje, con mucha candidez, me propuse como objetivo aprender aquella magia del canto védico. Cuando llegué a Benarés, la mitad del trayecto, pregunté a algunos contactos y amigos si sabían de alguien que pudiera enseñarme recitación védica y, cómo no, apareció rápidamente un maestro de recitación, pero qué lejos estaba de lo que había escuchado en el *ashram*. Caí en las garras de un maestro de yoga y de recitación de mantras especialista en sacar rupias a los turistas. Es cierto que me enseñó el *gayatri-mantra*, que es de origen védico, así que en el fondo no me engañó por completo, pero sus enseñanzas nada tenían que ver con la educación brahmánica en la recitación del Veda. Con una profunda frustración, me apunté en el curso de introducción al sánscrito de la Universidad de Barcelona, donde comprendí que la recitación védica era algo verdaderamente difícil, que los brahmanes recitadores del Veda lo aprendían desde muy pequeños y tras grandes esfuerzos de repetición y memorización, siguiendo sistemas de aprendizaje muy complejos, que duraban años.

En ese curso conocí a una alumna de sánscrito que tenía un centro de yoga muy bonito, con sala de madera y ventanales que daban a un jardín interior, en el centro de Barcelona. Me convenció de que el yoga que se practicaba en su centro me ayudaría a equilibrar la cadera y a eliminar el dolor lumbar ocasionado por la práctica de posturas de extensión de la columna que no tenían en cuenta mi escoliosis dorsal. Decidí probar. Las clases eran la autopráctica de una serie de posturas que un profesor indio iba enseñando poco a poco y que cada cual realizaba a su ritmo. La serie era una secuencia de posturas, muchas de las cuales no eran clásicas, sino lo que se conoce como «posturas de preparación». Todas ellas perseguían abrir y darle movilidad a la cadera. Fueron unos ejercicios muy liberadores del dolor y de los problemas lumbares. Descubrí una nueva manera de practicar yoga. Los años de práctica de yoga *iyengar* me habían dado muy buenos conocimientos de las posturas de yoga y una gran sensibilidad corporal que me permitía detectar detalles de la musculatura implicada en cada movimiento y en la respiración. La combinación del yoga *iyengar* con la serie de apertura y movilidad de la cadera me posibilitó el acceso a una profunda comprensión del sentido de la práctica del yoga. El profesor era un indio afincado en Barcelona que me transmitió una forma de entender el yoga que me abriría una gran cantidad de puertas, pero la más importante fue la puerta que esconde todos los secretos de la pelvis. La movilidad de la cadera me dio la clave energética que produjo muchos cambios en mi camino espiritual.

A través de una simple serie de posturas que equilibraban la cadera y afianzaban la base del cuerpo, se podía después trabajar piernas, brazos y el tronco. El profesor indio la había construido a partir de un libro sobre anatomía del *hatha yoga* escrito por un norteamericano. Ubicar esta serie en el centro de la autopráctica de âsana era una verdadera genialidad. Duraba una buena hora y media, y se hacía difícil tener tiempo para trabajar piernas o torso, pero para mí fue de gran alivio, y tremendamente equilibradora. Construí toda mi práctica a partir de esta serie, que no era ni muy dinámica, ni muy intensa, pero muy restaurativa en caso de problemas de espalda.

Con el tiempo comprobé que el yoga no es una práctica tan saludable como se publicita. Consiste en estiramientos muy intensos que antes se llamaban «contorsiones», por lo que es aconsejable realizar alguna otra práctica de ejercicio aeróbico y de fuerza para cada grupo muscular. De hecho, el *fitness* que tanto horroriza a algunos yoguis, realizado de forma equilibrada, es el complemento perfecto para el yoga: entrenamiento cardiovascular, ejercicios de fuerza y estiramientos son la combinación más saludable y completa. El yoga, en algunos estilos particularmente, solo estira y estira sin dar tonicidad ni fuerza a los músculos, lo que es tan poco saludable como levantar muchos kilos sin flexibilizar los músculos después.

Pero es que, además, la finalidad de las posturas clásicas de yoga no era mejorar la salud, cosa que descubrí indagando en el verdadero sentido del *hatha yoga*, un tipo de yoga que apareció tardíamente, en la época del tantra.[11] La palabra *hatha* significa, en sánscrito, «violencia», algo que no suelen explicar los profesores de yoga, seguramente porque lo ignoran. Todo el yoga postural moderno es *hatha yoga*, lleve el nombre que lleve. Y el *hatha yoga* más divulgado es el yoga *iyengar* y el *ashtanga-vinyasa-yoga*, una versión dinámica que combina posturas encadenadas y respiración. Todo el resto de yogas derivan de estos dos, salvo el *kundalini yoga* del yogui Bhajan, que también es *hatha yoga* pero incluye la recitación de un mantra, que lo acerca más al verdadero yoga tántrico. Se puede afirmar, entonces, que todo el yoga postural y las prácticas de control de la respiración (*prânâyâma*) son parte del *hatha yoga*.

Fuera de esta práctica «violenta», rechazada por los propios filósofos indios de principios del siglo XX, solo quedarían los tres yogas descritos en el libro sagrado del hinduismo, el *Bhagavad Gita*, que son yogas con una clara orientación religiosa:

- *Jñâna yoga* el yoga del estudio de los textos sagrados.
- *Bhakti yoga* o yoga de la devoción a Dios.
- *Karma yoga* o yoga de la acción consagrada a Dios.

A los que podemos sumar el *raja yoga*, que es el yoga del control de la mente descrito por Patañjali en los *Yoga Sutrâ*, y que tiene un origen y sentido más filosófico. *Jñâna*, *bhakti*, *karma*, *raja* y *hatha* son los cinco únicos yogas tradicionales. Todo lo demás son marcas y distintivos, en su mayoría modernos y en gran medida comerciales, para distinguir variantes que incorporan pequeños cambios de estilo como el alineamiento, el uso de soportes, las series concretas de posturas coordinadas con la respiración, la utilización de la sauna (ideal para lipotimias), la música, los mantras, etc.

Los tres yogas religiosos descritos en el *Bhagavad-gita* no me interesaban demasiado. Como filósofo, sentía más inclinación por el *raja yoga* de Patañjali, que consiste en una meditación contemplativa, y también por el *hatha yoga* clásico, una misteriosa práctica tántrica que ofrece una potente experiencia meditativa, donde el practicante consigue despertar una sensibilidad interior capaz de desvelar universos en distintos lugares del cuerpo.

Mi interés por el *raja yoga* de Patañjali no estaba dirigido hacia su metafísica. Pienso que toda metafísica es una tremenda pérdida de tiempo, impropia de una época como la nuestra. Para los antiguos tuvo su utilidad, le dedicaron ríos de tinta y discusiones. Intentaban encajar su experiencia en un esquema cosmológico donde siempre o casi siempre estaba Dios. Pero, en la modernidad, la metafísica parece una pérdida de tiempo porque la mayoría de las personas interesadas por el yoga o la meditación son, en cierta medida, agnósticas. El materialismo también es una cosmovisión trascendida. En la actualidad ya no es necesario negar a Dios. Basta con pensar que es una realidad posible, de la que no tenemos ninguna certeza ni conocimiento directo. Sí podemos intuir una trascendencia, y eso es lo que hace que nuestro mundo moderno sea espiritual, pero no religioso.

Para un agnóstico, un texto como los *Yoga-sûtra* de Patañjali no tiene mucho sentido, la verdad. Pues Patañjali buscaba a Dios por medio del yoga.[12] En nuestro entorno cultural, si hablamos de Dios lo hacemos tomando prestados términos científicos. También es cierto que va ganando protagonismo un tipo de espiritualidad no religiosa basada en la experiencia. Esta experiencia es fruto, en gran medida, de la práctica de técnicas orientales de meditación y del yoga. La mística occidental despierta un interés más académico que práctico. Ha caído, junto con la religión a la que estaba demasiado unida. Los místicos occidentales describieron poéticamente o cantaron sobre su experiencia espiritual, que entonces asociaban a la unión con

Dios. Pero fueron los orientales quienes tuvieron la capacidad de hacer una psicología a partir de la experiencia mística y contemplativa. Esta tal vez sea su mayor genialidad. Los textos budistas son los primeros que desarrollan una verdadera psicología de los estados de conciencia que permite la práctica de la contemplación y ofrecen una detallada clasificación de los niveles de absorción de la mente en el proceso progresivo de interiorización meditativa. A los budistas les siguieron los filósofos hindúes, autores de una serie de textos que también abordaban los estados de conciencia y de la mente en su proceso de absorción. Sin embargo, a diferencia de los primeros, que buscaban simplemente comprender la mente, la finalidad de los textos de la religión hindú, claramente teísta, era encontrar a Dios. Los filósofos *sâmkhya*[13] convirtieron al *Purusha* en una divinidad que no era ni creadora ni gobernadora, sino que simplemente observaba la Naturaleza o *Prakriti*. *Purusha-Prakriti* serán los dos principios coeternos. Se distinguen el uno del otro por la acción del cambio. Si está afectado por el cambio, es Naturaleza *Prakriti*; si, por el contrario, es completamente inmóvil, inalterable y simplemente es observador del cambio, es conciencia pura, *Purusha*.

La filosofía *sâmkhya* tiene su compendio más importante en el texto denominado *Sâmkhya-kârikâ*, compuesto en el siglo V de nuestra era. En él se explica cómo reconocer y distinguir a *Purusha* y a *Prakriti* con argumentos y justificaciones. El camino para llegar a Dios, el *Purusha*, pasa por el estudio de la Naturaleza *Prakriti*, a través de la observación de sus formas exteriores. Patañjali, el autor más citado del yoga, fue también un filósofo *sâmkhya* del siglo II de nuestra era. Su obra, los *Yoga-sûtra*, tiene claras influencias budistas. Patañjali explica que para conocer las cosas verdaderamente hay que experimentar su esencia, es decir, su representación mental. Al igual que Platón, Patañjali daba más realidad a la idea de las cosas que a su manifestación en el plano sensible. Los *Yoga-sûtra* son un texto muy complejo que explica la investigación de la naturaleza de las cosas desde un plano mental. El yoga entendido como una actividad contemplativa es por ello imprescindible. Medita sobre las representaciones mentales de las cosas con una única finalidad, encontrar al *Purusha*. Al igual que sus colegas *sâmkhya*, Patañjali busca a Dios en las cosas a través de la práctica contemplativa, que él denomina *samyama*, el auténtico yoga de Patañjali o *raja yoga*.

En todas las formaciones de monitores de yoga se aborda el tema de los *Yoga-sûtra* de Patañjali. Es una obra relativamente corta, lo que ha generado infinidad de versiones y comentarios. Pero es llamativo que nadie —y menos aún los modernos gurús del yoga— se acerque a la obra de Patañjali desde una perspectiva filosófica, enmarcándola en la historia del pensamiento de la India. Buena prueba de ello es que muy pocos detectan la tremenda influencia budista que tiene.

Comprender la complejidad de los *Yoga-sûtra* ignorando su contexto filosófico me parecía una tarea imposible. Más sorprendente que esta omisión, sin embargo, era que los dichosos *sûtra* nada tenían que ver con la práctica moderna de yoga. Patañjali solo dedica unas breves indicaciones al control de la respiración y todavía es más escueto con la postura: esta tenía que ser firme y confortable, sin concretar nada más. ¿Qué tenía que ver entonces una práctica basada en la ejecución de infinitas posturas, a cual más contorsionada, con una obra que no da prácticamente ninguna importancia a la postura? Contradicciones del yoga moderno. A un centro de yoga o a un gimnasio se acude para hacer una serie de posturas muy pautadas, estáticas o dinámicas, con algún ejercicio de respiración y una relajación final, pero no se dedica ni un minuto a la meditación y menos aún a lo que Patañjali entiende por meditación.

El primer capítulo de los *Yoga-sûtra* no es fácil de entender si no se conocen las prácticas contemplativas de la época en que se escribió la obra. El segundo es un poco más comprensible. Allí se menciona, muy de pasada, la única postura de la que se habla en el libro y se da alguna indicación sobre la respiración. El tercer capítulo, desconcertante, habla de poderes mágicos. Y lo que se desprende del cuarto parece una exposición sucinta de filosofía india, que poco tiene que ver con nuestra moderna manera de pensar. Una y otra vez me preguntaba: «¿Por qué se estudia este texto en las formaciones de yoga?». Y lo que más me alucinaba era que se utilizara una obra que se entendía tan poco para reprochar la falta de ética de algunos monitores y practicantes de yoga. Ante este panorama y frente a este nuevo decálogo moral, que entre otras cosas prescribía el celibato, opté por referirme a mí mismo no como un yogui sino como un historiador perplejo de la evolución del yoga. Así evité los problemas y las tediosas discusiones sobre la nueva moral yóguica extraída de los *Yoga-sûtra*. No había hecho apostasía de la Iglesia católica para abrazar un código moral que era fruto de la fantasía de algunos yoguis. Patañjali en ningún momento pretende imponer un código con este objetivo. Presenta una serie de votos propios de su época y de una corriente de pensamiento, que para el tantra y el *hatha yoga* no tienen demasiado valor.

El *hatha yoga* es un yoga tántrico que se acerca un poco más al moderno yoga deportivo, preocupado casi exclusivamente por las posturas. Incluye además otras técnicas, como son las acciones de limpieza; el control de la respiración —que altera la respiración natural, como la práctica de la respiración de fuelle (*bhastrikâ*)—, y una serie de prácticas denominadas *mudra*, algunas de las cuales tienen un claro objetivo sexual o que incluso violentan el cuerpo, como sucede con *kechari-mudra*, que consiste en cortar el frenillo de la lengua para que la lengua pueda introducirse en la cavidad nasofaríngea. Resulta evidente que el objetivo del *hatha yoga* no era la salud, como pretenden muchos hoy. ¿Cuál era, entonces, el propósito de una práctica que hoy se vende como una saludable actividad deportiva?

En realidad, a los *mahasiddha*[14] del linaje *Nath* o *Nath-yogis*, como fueron Matsyendranath o Gorakshanath, los verdaderos padres y creadores del *hatha yoga* clásico, la salud les importaba un rábano y, obviamente, no sabían lo que era el deporte. Escribieron sus tratados sobre *Hatha yoga* por motivos bien distintos. El linaje de los *Nath-yogis* es una de las tradiciones de yoguis tántricos que arranca en torno al siglo x de nuestra era. Estos yoguis buscaban alcanzar estados contemplativos de forma espontánea, pero proponían una preparación previa. Su objetivo era transformar el cuerpo sutil o energético para transformar la mente. A diferencia de Patañjali, que propone un ejercicio de meditación, los *Nath-yogis* consideran que transformando el cuerpo energético se transforma la mente. Pero ¿qué es este cuerpo sutil o energético? El cuerpo sutil es el aliento al que los budistas llaman «palabra». La personalidad humana, según el pensamiento oriental, es un compuesto de tres miembros: el cuerpo físico, la mente y un tercer elemento que los une y que es aliento o palabra, una estructura que vibra, es la vibración o pulsación de la vida. Esto recuerda al *pneuma* de los griegos, lo que los latinos llamaron *spiritus*, «aliento», «aire», o «viento interno», como lo llamará el tantra.

El viento que circula por el interior del cuerpo y lo llena de vida puede moverse de cinco formas diferentes, realizando distintas funciones vitales u orgánicas. Este viento en India se llama *prâna-vayu* y en China *qi*. El aliento circula por las ramificaciones de canales internos, en India los *nadi* y en China los meridianos de acupuntura más superficiales, el segundo componente del cuerpo sutil. Según los filósofos indios, las funciones básicas que realizan los *vayu* son la de crecimiento, excreción, digestión, pulsación y sonido o fonación. El tercer elemento del cuerpo sutil son distintos centros de unión de los canales o *nadi*, que forman ruedas de canales o lotos, los famosos chakras. Vientos, canales y ruedas conforman el cuerpo sutil y todo ello es vibración, aliento de vida. Los filósofos del tantrismo se dieron cuenta de que a muchas personas les costaba alcanzar los estados contemplativos y meditativos, que siempre son espontáneos, por lo que propusieron un camino más sencillo de transformación de la mente, actuando previamente con violencia sobre el cuerpo sutil, la estructura de vientos internos, canales y chakras. Si todo ello era vibración, la herramienta fundamental tenía que ser la recitación de mantras. Diseñaron una serie de prácticas muy ritualistas en las que la recitación de mantras era la actividad principal. Pero también la acción sobre la respiración en determinadas posturas algo forzadas, que dejaban fuertes impresiones internas. Esto permitía identificar las actividades de los vientos internos que, con la recitación de mantras, se podían dirigir a través del cuerpo, dejando a la mente en estado de absorción contemplativa. El mantra es un sonido, una vibración, la palabra creadora y transformadora del propio cuerpo y la propia mente.

El programa central del *hatha yoga* incluye *kriya* y *mudra*, técnicas que combinan âsana y distintos *prânâyâma* que permiten tomar conciencia del funcionamiento del cuerpo sutil y despiertan la percepción interior. Por ello, con estas prácticas de *kriya* y *mudra* el yogui realiza *pratyahara* o «interiorización de los sentidos», algo que ya prescribía Patañjali en sus *Yoga-sûtra*. Los yoguis sabían que nuestra mente funciona internamente de la misma manera que lo hace nuestro sistema de percepción, a través de los cinco sentidos: la imagen como la vista para imaginar y el sonido como el oído para pensar de forma discursiva. La mente también utiliza, y esto es fundamental para el *hatha-yogi*, el tacto interno o sensibilidad interior. El sentido del tacto hacia el interior es fundamental en la práctica del *hatha yoga* destinada a identificar el fluir de los vientos, los canales y los chakras.

El objetivo del *hatha yoga* queda entonces más claro. En primer lugar, los *shatkarmas* o limpiezas preparatorias del cuerpo sirven para facilitar fundamentalmente la respiración y la circulación de vientos internos. Después, se realizan las âsana o posturas que permiten identificar los canales, vientos y chakras, al igual que el *prânâyâma*. Los *kriya* y *mudra* son acciones mucho más intensas para que, mientras se realiza *pratyahara*, esto es, la interiorización de los sentidos, la mente pueda distinguir con claridad la actividad de estos vientos, canales y chakras. Las prácticas sexuales que están asociadas también a la práctica de algunos *kriya* y *mudra* tienen por misión elevar la energía del orgasmo hasta la cabeza para producir el estado de éxtasis o *bhoga*, que permite entrar de forma espontánea en los estados contemplativos y meditativos. Por ello, los *Hatha-yogis* decían que su yoga era una ciencia para preparar el *raja yoga*, los estados espontáneos de meditación y contemplación, y como Patañjali, buscar a Dios, el *Purusha*, por medio de este tipo de yoga tántrico.

En el marco de la práctica del yoga moderno, tan alejado del sentido del *raja yoga* y del *hatha yoga*, me sumergí en la investigación de todo lo que se puso a mi alcance siguiendo el impulso de mi alma inquieta y fundamentalmente antidogmática. Estudié los orígenes y el sentido del yoga, haciendo importantes descubrimientos. Tuve la suerte de poder compartir algunas intuiciones con aquel profesor indio que había diseñado la serie de apertura y movilidad de cadera sobre la que he hablado al inicio del capítulo. Él se había formado en el yoga deportivo y dinámico, pero acabó lesionado. Su tenacidad impidió que dejara el yoga, como muchos habrían hecho en su lugar. Seguía pensando que, a pesar de todo, su tradición no podía estar errada y cuestionó el estilo en el que él se había formado y lesionado. Sus pesquisas se centraron en los pocos libros existentes sobre anatomía del *hatha yoga*. Encontró una serie de equilibrio de la cadera que le pareció básica para evitar las lesiones, tanto de espalda como de piernas y brazos. Equilibrando previamente la cadera, con un grupo de posturas, algunas muy alejadas de las âsana del yoga clásico y más propias de las modernas técnicas de fisioterapia y gimnasia, podía adentrarse después en la práctica de âsana de piernas, torso y brazo sin riesgo.

Una serie de problemas personales llevaron a este profesor indio a dejar el centro donde le había conocido. Mi entusiasmo por el yoga que él enseñaba era tan grande que di un paso que cambiaría el rumbo de mi vida. Abandoné la profesión de abogado para asociarme con él. Juntos abrimos un centro de yoga donde poder practicar y seguir aprendiendo. Creamos una asociación formada por nosotros dos y nuestras respectivas parejas. Al principio, el negocio fue bien. La relación era muy cordial. Junto a mi profesor, incluso me lancé a dar clases de yoga. El centro creció rápido, porque el profesor indio era conocido y muchos alumnos suyos querían recuperar la práctica con él. El éxito nos impulsó a organizar un curso de formación de profesores de *hatha yoga* que, básicamente, ponía la serie de equilibrio de la cadera al inicio de la práctica.

Organizamos nuestra primera formación dos fines de semana al mes. Yo era alumno, pero también daba alguna sesión sobre historia de la filosofía del yoga y sus diferencias respecto del pensamiento occidental. El resto corría a cargo del profesor indio, que hacía que los participantes cantaran mantras durante horas, luego les explicaba âsana y más tarde intentaba transmitir algo de filosofía, como todos los gurús de su país. Pero esta última parte me parecía pesada, insustancial y de un aburrimiento agotador. El punto culminante de la formación fue, para mí, un fin de semana de retiro destinado a la práctica de limpieza intestinal denominada *shanka prakshalana*. Esta consiste en beber litros y litros de agua tibia con sal, hacer unos ejercicios e ir al wáter a sacar el agua, que empuja todos los residuos pegados en el intestino. Es un buen drenaje intestinal, pero un poco escatológico. Alquilamos una casa de colonias, con muchos baños, para ir, básicamente, a hacer caca. Supongo que si hubiéramos confesado nuestras intenciones a los propietarios de la casa rural, no nos la habrían alquilado. ¡Los baños quedaron hechos una pena! De todas formas, la experiencia fue muy divertida y enriquecedora.

En este retiro el profesor indio empezó a enseñar, por primera vez, una serie de *mudra* y *prânâyâma* que tenían por objeto detectar los *nadi* principales. Él tenía la clara intuición de que el objeto del *hatha yoga* era esta investigación del cuerpo sutil. Y haciendo uso de unos libros de un famoso autor donde se daban instrucciones muy claras en este sentido, dio unas clases magistrales sobre el tema, o al menos así me lo parecieron, y por primera vez experimenté el movimiento de la energía en mi interior.

Pero después de este retiro nuestra relación comenzó a deteriorarse. Nos resultaba difícil trabajar juntos. Percibía en él, que lo ignoraba todo sobre cómo se administra un centro, una desconfianza constante sobre la manera en que yo lo estaba gestionando. Los últimos fines de semana de formación fueron muy tensos. La mutua confianza y la ilusión habían desaparecido. Cuando se cumplía un año de la apertura del centro, lo cerramos y cada cual siguió su camino.

Pero algo había cambiado. Yo ya era profesor de yoga y, además, era la persona más informada sobre la situación legal del yoga en España, pues en aquellos años estaban sucediendo muchas cosas a nivel legal que nos tocaban muy directamente. Dos Reales Decretos entraban a regular, por primera vez, la formación de profesores de yoga, que, a partir de ese momento, tenían la categoría profesional de monitores y ya no profesores. También aparecía por primera vez una titulación oficial de yoga, el Certificado de Profesionalidad en Instrucción en Yoga. En Cataluña y en otras Comunidades Autónomas, las profesiones del deporte se convertían en profesiones reguladas, con sus correspondientes Registros Oficiales de Profesionales del Deporte, donde los monitores de yoga debían inscribirse. Como abogado que era, vi muy claro lo que se avecinaba, y también me di cuenta de que el sector estaba dormido en los laureles. Empecé a dar voces apocalípticas sobre lo que se le venía encima al yoga en nuestro país o, al menos, en aquellas Comunidades Autónomas donde se había regulado. Algunos centros tradicionales y agentes implicados me consideraron un alarmista y no me hicieron mucho caso. Pero, a pesar de todo, algunos profesionales comenzaron a consultarme. Aunque sonara apocalíptico, la verdad era que el Gobierno comenzaba a regular la práctica del yoga y el resto de deportes con la idea de proteger a los usuarios.

El problema más grave que encontré fue que a los profesionales les costaba entender lo que estaba pasando. La regulación que comenzaba a introducirse creaba situaciones inciertas de transición. Muchos tenían la infundada esperanza de que realmente «aquí no pasaba nada».

Conseguí persuadir a las socias fundadoras de una gran escuela de yoga de Barcelona de lanzarse a la aventura que les proponía: con alguna reticencia, me contrataron para que iniciara las gestiones destinadas a conseguir oficializar las formaciones de yoga de la escuela. Hoy en día, en la puerta de ese centro hay una placa que dice: «Centro de Formación Ocupacional para el Empleo, Servicio de Empleo de Cataluña, Generalitat de Cataluña». Costó mucho esfuerzo y trabajo, así como importantes sacrificios, algunos de tipo personal, pues el centro se convertía en un Centro de Formación Ocupacional que precisaba de personal formador cualificado, lo que dejó en la cuneta a algunos muy buenos formadores que no tenían la titulación académica exigida. El centro se posicionó como un referente para todos los demás. Los profesionales del yoga comenzaron a ver en mí no a un oportunista, vocero del Apocalipsis, sino a un tipo que se tomaba las cosas en serio y que realmente entendía el nuevo marco jurídico del yoga.

Desde el momento en que se convirtió en un Centro de Formación para el Empleo, reconocido por la Administración Laboral, he impartido allí varias formaciones regladas, explicando el sentido que el yoga ha tenido a lo largo de la historia de la India, primero como una actividad religiosa de unión con la divinidad, después como una actividad contemplativa filosófica, en la época del tantra, como una práctica para despertar y transformar el cuerpo sutil y, finalmente, en la última etapa, como una actividad deportiva, que es la que ha recibido Occidente con entusiasmo, ya que permite permanecer «por siempre joven, por siempre sano», como rezaba el título del libro de una de las mayores divulgadoras del yoga en Estados Unidos, que murió a los ciento tres años de edad.

Hoy trabajo en la empresa más grande de yoga en España, donde gestiono las formaciones regladas e imparto clases de historia y filosofía del yoga.

# 8

## LA MADRE, LA GURÚ

¿Por qué abandoné la Escuela Rosacruz, en donde había sido tan feliz, en la que tan protegido de las agresiones del mundo me sentía y donde el trabajo espiritual estaba tan bien organizado? No había ningún motivo para hacerlo, pero de hecho sucedió. La clave la encontré en la psicología analítica junguiana y en algunas de sus nociones, de las que voy a echar mano para explicar lo que pasó. Jung habla de tres niveles de arquetipos de transformación, que son las formas que adopta el subconsciente —la libido— en su proceso de integración y desvelamiento a lo largo de la vida. Estos arquetipos son: la sombra, el ánima y el sí-mismo. En aquel momento, tuve la impresión de que el ánima me había salido al encuentro, provocando una gran revolución en mi vida.

El cambio que estaba por producirse me lo vaticinó una astróloga unos meses antes de mi segundo viaje a la India. Los astros me avisaron que experimentaría una iniciación en un futuro próximo. No me tomé muy en serio la advertencia. Me encontraba en la cúspide de mi carrera como rosacruz: formaba parte de la dirección del centro local, era un conferenciante reputado entre los rosacruces y una pieza clave en la creación de la Fundación Rosacruz y de su biblioteca de Barcelona, ¿qué más podía pedir? Además, formaba parte del grado de máximo nivel al que podía aspirar. Había escalado la montaña. Ahora tocaba descansar y disfrutar de lo logrado con tanto esfuerzo.

La Escuela Espiritual pedía a sus alumnos dedicación exclusiva, ya que el trabajo consistía en la pureza del cuerpo y del alma. Participar en otro grupo esotérico o espiritual no estaba permitido y menos a un miembro de mi nivel, que formaba, con otros participantes, una comunidad supuestamente soldada por fuertes lazos espirituales, de manera que si una cosa afectaba a uno, afectaba a todos los demás. Por otro lado, no estaba dispuesto a traicionar mis compromisos con la Escuela. Y de hecho no lo hice. Sin embargo, la iniciación tuvo lugar de forma involuntaria y lo desbarató todo. Está claro que a veces las fuerzas del destino son incontenibles, pues lo que tenía que suceder sucedió. Fue en la India, en el barrio de Kankhal de la ciudad santa de Haridwar.

Sin saberlo, desde hacía tiempo me había estado preparando para este acontecimiento. Los indios lo llaman *shaktipat*. La práctica de yoga fue, sin duda, fundamental. Entre los ejercicios que había aprendido con el profesor indio había muchas aperturas de piernas que generaban una gran movilidad de la cadera y me entregué en cuerpo y alma a su práctica, inicialmente por motivos de salud.

A los cuarenta años no había salido aún de casa de mis padres. El hogar familiar era grande y la vida allí, cómoda y fácil. Como además no era una persona muy dada a las conquistas amorosas, no sentía una necesidad imperiosa de construir mi propio hogar. Pero había algo más: un nudo psíquico me unía a la casa de mis padres. Este potente cordón umbilical me ligaba a mi madre o más bien, a la Madre en términos más arquetípicos. Mi vida sentimental, en aquel momento, era un poco caótica y me sentía apesadumbrado e incapaz de iniciar una relación mínimamente sana y equilibrada para formar una familia. Poco podía sospechar que la razón fuera este tremendo nudo que me unía a mi Madre arquetípica.

Siempre había sentido adoración por mis abuelas y la Madre se me aparecía en la forma de la anciana sabia. Sin saberlo, la práctica de la serie de apertura de cadera del yoga me iba a proporcionar la fuerza que despertaría al arquetipo Materno, a la Anciana sabia, agazapada en los rincones más profundos de mi subconsciente, que me impedía romper el cordón umbilical y comenzar una vida sentimental saludable.

Los rosacruces no veían con buenos ojos que sus miembros practicaran yoga, no sabían muy bien por qué, pero tenían mucha razón. Intuían los tremendos peligros que esta actividad puede producir en una persona al poner en movimiento las energías capaces de despertar las fuerzas ocultas del alma. Yo no hablaba mucho de esto entre los rosacruces y, si salía el tema, lo presentaba como una práctica corporal, mera gimnasia que aportaba bienestar y salud. Los rosacruces ignoraban completamente que una buena práctica de yoga tiene la capacidad de remover los cimientos de una persona. Algunos alumnos de la Escuela se me acercaban y me confesaban en secreto que ellos también practicaban algo de yoga. Aunque insistía en que para mí no era más que una práctica meramente deportiva, el daño ya estaba hecho. Mi cadera estaba físicamente preparada para recibir una nueva iniciación.

El primer viaje a la India me había dejado con muy pocas ganas de volver. Había hecho descubrimientos maravillosos, pero también había sido un viaje agotador, así que no barajaba la idea, *a priori*, de regresar. Sin embargo, algo pasó. Mi hermana había conocido a un *swami* de origen vasco, un tipo de mi misma edad, pero que llevaba muchos años de vida monástica consagrada. Este *swami* organizó para mi hermana un fantástico viaje a la India durante las vacaciones navideñas, que incluía varias visitas a distintos *ashram* del norte. Uno de ellos, el de Sri

Ma Anandamayi[15] en Kankhal, Haridwar, donde tuvo la posibilidad de conocer a un discípulo vivo de esta impresionante santa del siglo XX. Mi hermana había regresado muy impresionada del viaje. La ruta de los *ashram* le había mostrado otra India, la que promueve un tipo de espiritualidad universal y profunda.

Conocí personalmente al *swami* amigo de mi hermana, que se sorprendió al saber que había aprendido un canto devocional muy largo en honor a la diosa Sri Lakshmi, en sánscrito, que recitaba todas las mañanas y todas las noches, al levantarme y acostarme. Lo hacía por mantener fresco el recuerdo de la lengua, que aprendí en aquel curso en la universidad de Barcelona, y también porque la diosa, a la que le había tomado cariño, era auspiciosa y proveedora de buena fortuna. El *swami* quedó admirado de la constancia y dedicación que le prodigaba a la diosa. Me animó a hacer un itinerario similar al de mi hermana para visitar la India durante el mes de agosto y me dio una serie de recomendaciones muy útiles para desenvolverme en aquel país.

Pero no quería ir solo, nunca fui tan osado como mi hermana. La amiga de un compañero de la carrera de Filosofía, que tenía ganas de descubrir la India, y a la que yo no conocía de nada, disponía de quince días y se sumó a la primera parte del periplo: el recorrido turístico por Delhi, Rishikesh, Haridwar y Dehradun. De esta última ciudad tenía un horrible recuerdo, pero el *swami* me había asegurado que encontraría sitios muy especiales. En Rishikesh visitamos a algunos *swamis* del *ashram* de Shivananda. Las recomendaciones del *swami* español nos abrieron algunas puertas a lugares que, de otra manera, no nos hubieran sido accesibles. Pero fue en Haridwar, en el barrio de Kankhal, donde recibí aquella misteriosa iniciación que me pilló completamente por sorpresa.

Llegué allí con mi compañera de viaje después de una visita a Rishikesh. Permanecimos en un *ashram* que ofrecía algunas habitaciones baratas. Pero el barrio de Kankhal era conocido, sobre todo, por el gran *ashram* de Sri Ma Anandamayi, que contaba con un hospital, un colegio y grandes dependencias. Allí también estaba la tumba de la santa, el llamado *Mahasamadhi*, y una pequeña capilla con el fuego sagrado encendido por Sri Ma en honor a la diosa Kali y que nunca más fue apagado, pues los servidores del *ashram* y un *swami* velaban por su conservación. Por último, había un pequeño museo dedicado a la Madre bengalí, como era conocida la santa. En aquel museo se podían encontrar fotos y objetos que habían pertenecido a Sri Ma. La verdad es que no era gran cosa, pero allí fue donde sucedió todo. Ni en el *Mahasamadhi*, ni ante el fuego sagrado, sino delante de una foto tamaño natural de Sri Ma en aquel pequeño museo.

Paseaba solo y distraídamente por allí cuando me detuve ante una foto de la ya anciana Sri Ma Anandamayi. Había muerto en 1982, hacía ya casi treinta años. Observé su expresión, una sonrisa dulce y maternal. Pero, de pronto, los ojos del retrato conectaron con los míos. Me quedé extasiado y hundido en la intensa mirada de la Anciana que, a la vez que angelical y beatífica, era la de una madre severa. En ese instante, una corriente misteriosa, procedente de los ojos de la santa, me penetró. Durante un momento, la santa se convirtió en mi madre real, luego en mis dos abuelas, en mis hermanas, en todas las mujeres de mi vida; y todas ellas parecían recriminarme alguna cosa. Fue como volver a la infancia, a ser niño. La corriente que me atravesaba despertó «algo» en mi zona abdominal y en la pelvis. Tuve ganas de llorar, de pedir perdón, no sabía muy bien por qué; me sentía como un niño descubierto *in fraganti* ante la maternal y severa mirada de la santa, que ingresaba como un ciclón por mi espina dorsal hasta la pelvis. En aquel momento confluía un despertar a una sensibilidad de tipo energético con la revelación de una imagen arquetípica, que tomaba forma en la fotografía de aquella mujer.

Tiempo después, una tarde en la que estaba recordando todas estas cosas, apareció mi hija de cuatro años y se sentó a mi lado. Su mirada era limpia, sus ojos, brillantes, y su sonrisa, pícara. Me reveló un secreto al oído, la tontísima canción de algún cuento, en apariencia nada importante. Pero sentí cómo aquella anciana gurú india se reflejaba en todas partes, en todas las mujeres y ahora también en mi hija. Mi hija cerraba, de alguna manera, un ciclo de reconciliación. Lo que había recibido debía entregárselo ahora a ella. La anciana me había abierto una nueva puerta y, en ese momento, se me representaba en la forma de una niña sonriente y traviesa que demandaba toda mi atención. La vida es un misterio. Siempre lo será. Una mirada profunda al pasado puede verse reflejada en la mirada de una niña que se proyecta hacia el futuro, eliminando la ilusión del tiempo.

No sabría decir cuánto duró esta experiencia ante el retrato de la Madre, lo cierto es que algo se rompió y, como consecuencia, se me abrieron nuevas posibilidades. Fue una revolución interior. Siguiendo el itinerario, me dirigí luego a Dehradun, donde pasé unos días con mi primera compañera, que poco después regresó a Barcelona. Allí también me reencontré casualmente con aquella amiga que me había iniciado en el yoga y fuimos juntos a otro *ashram*. Era el de un maestro que permanecía en silencio desde hacía veinte años. Nos quedamos en él varias semanas. Se hacían cuatro meditaciones silenciosas diarias: la primera, a las cuatro de la madrugada, la segunda por la mañana, la siguiente a mediodía, tras el almuerzo, y la última, después de cenar. Todavía no había asimilado lo que me había sucedido ante el retrato de la santa y tuve una serie de experiencias inquietantes. Cada vez que me sentaba a meditar, sentía que mi espíritu se despegaba del suelo, salía por la coronilla y volaba hacia las alturas; a veces me agarraba con fuerza al cojín que me servía de asiento, porque tenía la impresión de separarme del suelo. Esto duró todo el tiempo que permanecí en aquel *ashram*.

Cuando volví a Barcelona, en septiembre, y tras comenzar un trabajo nuevo, me marché de casa de mis padres a vivir en un piso con un amigo. Monté una pequeña sala de meditación, con el retrato de Sri Ma que había traído de la India. Seguía haciendo mis servicios y meditaciones rosacruces, pero no estaba cómodo en la Escuela. Mi comportamiento era raro, a menudo respondía con violencia y agresividad a ciertas imposiciones que antes aceptaba con docilidad, hecho que no pasó inadvertido. Buscaba silencio y no lo encontraba en aquellos Servicios de Templo y Conferencias que tanto me habían enriquecido en el pasado. No creía haber roto ninguna regla. No formaba parte de ningún otro grupo esotérico o espiritual, pero empezaba a sentir que tampoco formaba parte de la Escuela Rosacruz. Necesitaba digerir lo que me había sucedido. Mantuve en secreto el retrato de la santa. En mi nuevo apartamento tenía una pequeña terraza cerrada que había recubierto con cortinas blancas y en donde había colocado una alfombra también blanca. Había instalado allí el retrato de Sri Ma, al que siempre adornaba con flores blancas y frescas. Me sentaba en silencio frente a él un rato por la mañana y otro rato por la noche, mirando el maravilloso rostro que tantas cosas me despertaba.

Entablé amistad con algunas damas teósofas a las que había dado algunos cursos y conferencias, y que por supuesto no tenían ningún problema para aceptar y entender mi nueva situación. El movimiento teosófico siempre se caracterizó por su apertura a todo hecho espiritual, tanto de Oriente como de Occidente. Organicé con ellas una reunión mensual, los domingos por la tarde. Colocaba el retrato de Sri Ma en la sala grande del piso y le cantábamos algunas canciones devocionales. Luego, permanecíamos una hora en silencio, meditando. Acabada la meditación, las damas teósofas compartían los pasteles caseros que habían traído y hacíamos una pequeña merienda. Todo esto lo hacía a espaldas de la Escuela. Me hubiera costado la expulsión.

Uno de aquellos domingos, cuando preparaba la sala para la meditación en la que íbamos a celebrar el aniversario de Sri Ma, mientras decoraba el marco y el caballete blanco donde había colocado el retrato de la santa, sentí la imperiosa necesidad de recitar el mantra de la Madre Divina. Lo conocía, pero nunca lo había recitado: «*OM MA SRI MA JAYA JAYA MA*». Noté que a través de la recitación podía revivir la iniciación que tuve en la India el anterior verano, con menos intensidad pero de forma voluntaria. Empecé a sentir que la pelvis se abría como un inmenso océano de energía, de potente agua profunda y sin límite.

En otra ocasión, encontrándome solo en el piso, sentí una extraña y desagradable presencia en una habitación que normalmente permanecía cerrada y sin un uso. Era de madrugada y la presencia me despertó. Tuve la sensación de que mi cuerpo se transfiguraba en el cuerpo de la diosa Durga y de que en mi espalda aparecían los ocho brazos armados de la diosa. Me sentí empujado a recorrer a oscuras el largo pasillo hasta aquella habitación, en donde los brazos descargaron de inmediato sus armas y la limpiaron de presencias. Sucedió como en un sueño, pero era real, estaba perfectamente despierto. Fue como una alucinación. A la mañana siguiente, escribí el nombre de Durga en sánscrito por las paredes de aquella habitación.

Otras muchas cosas extrañas sucedieron a partir de aquella iniciación que me dio la Madre Divina. No pude ocultar mucho tiempo más a la comunidad rosacruz que algo había cambiado en mí. Pasé de ser un prometedor miembro a uno bastante molesto, al que había que recriminarle cada cosa que decía. Me llamaron la atención varias veces, hasta que finalmente me instaron, mediante una carta, a escoger entre el camino de la Escuela Espiritual y ese otro que parecía estar transitando, aunque no supieran cuál era. No lo pensé mucho tiempo. Lo veía todo de otra manera. No había traicionado en ningún momento mi camino espiritual y no sentía la necesidad de elegir. Pero tal vez fuera cierto, sí, que mi tiempo entre los rosacruces había terminado y así se lo hice saber. Pedí que no volvieran a enviarme recibos. Y no me despedí de nadie. De esta manera daba fin a aquella etapa. A la mañana siguiente, cuando me senté a meditar, sentí que el cielo se había abierto sobre mi cabeza, no había límites, no había techo, ni vigilantes que controlaran mis pasos, no tenía que darle explicaciones a nadie. Respiré profundamente...

# 9

## EL VOTO DEL BODHISATTVA

Tras la partida de la Escuela Rosacruz, me sentía un poco desubicado. No tenía claro dónde ir, si es que había que ir a algún sitio. Sabía dónde no tenía que estar. Ya no quería formar parte de grupos en los que no se pudiera pensar con libertad ni ponerme bajo la tutela de un gurú o maestro que la limitase, o que construyese su relación conmigo a partir de la desigualdad. Ambas cosas, que detectaba con rapidez, me ponían incómodo enseguida. Estaba decidido a ser el propio artífice de mi camino. Me inicié en la francmasonería porque sabía que allí conectaría con facilidad con el Espíritu de Occidente y que encontraría personas interesadas en el esoterismo. Además, el principio de libertad y el de igualdad estarían, sin duda, garantizados. También formé parte de la Sociedad Teosófica porque siempre me había sentido acogido en ella, aunque mi corazón apuntaba hacia otro lado.

La espiritualidad de la teosofía —y su filosofía— estaba basada, en gran medida, en el budismo. Muchas de las prácticas propuestas por Rudolf Steiner en su obra *Cómo conocer los mundos superiores*[16] eran budistas y también lo eran las de la Rosacruz moderna que seguía a Steiner. La noción de un «campo de vida espiritual» del que hablan los rosacruces concordaba perfectamente con las «tierras puras» del budismo, lugares en una dimensión mental, sostenidos por la fuerza de un *Bodhisattva*. El servicio espiritual, consagrado al despertar y a la liberación del sufrimiento de todos los seres vivos, tiene su origen también en el budismo del Norte de Asia o *Mahayana*. *La voz del silencio* de Madame Blavatsky, que tanto me había inspirado y de la que había oído hermosos comentarios rosacruces, era una obra descaradamente budista, es más, era el código de vida del *Bodhisattva*. Parecía que todo daba vueltas alrededor de esta figura de origen budista que los teósofos habían importado a la vida espiritual del ocultismo de Occidente.

Fue natural para mí que el voto del *Bodhisattva* constituyera el fundamento de mi nueva espiritualidad, liberada de escuelas, grupos, religiones, maestros, etc. Me consideraba un librepensador, un buscador que podía escoger los elementos que más me resonaran entre todos aquellos que conocía. Y el *Bodhisattva* era una idea nuclear que podía convertirse en el centro de toda mi práctica, sin importar si, culturalmente, era esta cristiana, francmasona, teósofa, procediese del yoga, del tantra hindú o de la alquimia taoísta china. El voto del *Bodhisattva* era una sencilla motivación que podía dar sentido a toda mi práctica.

> ¡Oh, Budas y *Bodhisattvas*! Por favor, escuchad lo que os voy a decir: «Al igual que aquellos que en tiempos pasados recorrieron el sendero dichoso, generaron la mente de la iluminación (*bodhicitta*) y realizaron todas las etapas del adiestramiento del *Bodhisattva*, del mismo modo, por el beneficio de todos los seres, voy a generar la mente de la iluminación (*bodhicitta*) y a realizar todas las etapas del camino del *Bodhisattva*».

Este es el voto del *Bodhisattva*, una súplica ante los Budas y *Bodhisattvas* o cualquier otro ser humano iluminado, que se repite, como mínimo, tres veces todos los días. Es el compromiso de intentar seguir el camino espiritual para alcanzar no solo la iluminación propia, sino también la de todos los seres vivos. Es el acto según el cual los méritos, logros y virtudes alcanzados con la práctica de la meditación o cualquier otro tipo de práctica espiritual meritoria, así como el comportamiento ético personal, se dedican a la iluminación de todos los seres sintientes. Es un acto de extrema y absoluta generosidad, movido por la compasión, entendiendo que la compasión es una extremada sensibilidad, desprovista de todo sentimiento de identificación, que permite captar el sufrimiento de cualquier ser vivo en toda su dimensión. El *Bodhisattva* trabaja todos los días por la felicidad y la liberación del sufrimiento de los otros.

En mi opinión esta es una motivación adecuada para el inicio de cualquier práctica espiritual, meditativa o incluso de cualquier conducta humana. De lo contrario, la práctica espiritual no hace otra cosa que reforzar nuestro egoísmo, nuestra dedicación exclusiva al bienestar y liberación propios. Así lo entendieron los budistas del Norte de Asia, como el budismo tibetano, el budismo chino, el zen japonés, etc.

Con este voto comienza la práctica de todos los budistas de la amplia familia *Mahayana* o del Gran Vehículo, que propone un camino que se inicia con la generosidad. Esta es el fundamento de la práctica, el suelo sobre el que se construye todo lo demás. La generosidad es el primero de los diez estadios o tierras (*bhûmi*) que debe atravesar el *Bodhisattva.* Estos son los estadios:

1. El primer *bhûmi* se concentra en la perfección de la generosidad. El practicante debe entregar toda su vida y toda su práctica a la felicidad propia y de todos los seres sintientes a fin de liberar del sufrimiento a todos cuantos le rodean. Sin este suelo o fundamento, no puede seguir construyendo su camino espiritual.

2. El segundo *bhûmi* se concentra en la perfección de la virtud moral. La virtud moral no es un concepto relativo, pero tampoco consiste en un código dictado por nadie en particular. Es cierto que el budismo tiene sus propios listados de votos y códigos de comportamiento virtuoso. El *vinaya* es una parte muy importante del budismo, y consiste en la regla de conducta que debe seguir todo monje. Pero ¿qué sucede con la virtud moral de una persona que no puede o no quiere seguir una regla monástica en el marco del budismo u otra religión? Está claro que la virtud de la que se habla aquí tiene otro origen y, sin duda, un yogui moderno tiene que encontrar su fuente en su propio corazón purificado. La compasión y la generosidad nos informan sobre el carácter virtuoso de toda la conducta, una conducta que, si parte de dicha fuente, es sencilla, busca medios de vida sencillos y ante todo pretende la felicidad de los otros.

3. Le sigue el *bhûmi* de la perfección de la paciencia, algo difícil de conseguir en todas sus dimensiones. La paciencia comporta tolerancia, implica empatía, comprender el sufrimiento de los otros y sus necesidades en su búsqueda personal de la felicidad. Incluso, comprender que todo ataque proviene del miedo y es una reacción de defensa descontrolada e inconsciente. De esta forma, un ataque puede verse de forma compasiva, aunque a menudo también requiera de una respuesta o una defensa. No se trata de dejarse atropellar por los otros, sino de poder comprender el origen del ataque. Hoy en día, muchas discusiones están motivadas por el sentimiento de agresión, nos falta paciencia y empatía para intentar comprender lo que nos quiere decir el otro, para comprender el lugar y las circunstancias que le rodean.

4. El cuarto *bhûmi* comporta el desarrollo de la diligencia y el esfuerzo. En algún lugar leí que, en este *bhûmi*, el *Bodhisattva*

desarrollaba una mente ilimitada, capaz de abarcarlo todo. Una mente así se convierte en un océano de dicha en el que pueden encontrar consuelo todos los seres que sufren. Se refiere al esfuerzo por romper todos los límites de la mente egocéntrica construida a partir de los propios miedos e inseguridades. La mente del *Bodhisattva*, por el contrario, es un océano de vida y energía capaz de sublimar todas las otras perfecciones: la generosidad, la virtud y la paciencia alcanzan así su máxima expresión.

5. Le sigue el *bhûmi* del dominio de todos los niveles de meditación. La meditación no es una práctica autoinducida o generada por medio de ejercicios o técnicas, sino que es un estado espontáneo. La meditación es la capacidad contemplativa mental que permite discernir la esencia de las cosas, es la fuente del verdadero conocimiento de los seres, es también la herramienta para dar el salto a las dimensiones más sutiles de la conciencia, a los espacios mentales más profundos. El meditador domina los tres estados de conciencia: la vigilia, el sueño y el sueño sin sueños, una dimensión muy similar a la muerte. Desentraña así el misterio de la vida y de la muerte, comprendiendo las fluctuaciones de la conciencia. Medita con el objetivo de preparase para la muerte y conocer lo que hay más allá.

6. En el sexto *bhûmi* se alcanza la perfecta sabiduría (*prajñâpâramitâ*) del corazón, el reconocimiento espontáneo de la vacuidad de todos los fenómenos sensibles y mentales, así como la naturaleza vacía y luminosa de la mente. La perfección de la sabiduría del corazón es la fuente de la mente, de la conciencia, de la vida. Esta vacuidad es pura claridad que produce un profundo goce, no es por tanto nihilista. Es un vacío que no es «la nada», sino un vacío profundo de luz y placer, de comprensión profunda, de pureza absoluta, una mente vacía

de distracciones, que es la fuente y el origen de todas las cosas. La mente pura e ilimitada es una con las mentes de todos los Budas.

7. En el séptimo *bhûmi* se trasciende el renacimiento según el karma y el *Bodhisattva* se convierte en un gran ser, desarrollando los poderes y medios hábiles para su misión. Al adquirir poder sobre el karma se prepara para las siguientes fases que, en el fondo, no son otra cosa que el poder de construir una «tierra pura» donde albergar las almas de los seres sintientes. Esta «tierra pura» es un lugar mental donde todos los seres puedan encontrar refugio para recibir la instrucción y el conocimiento que les permita perfeccionarse en el camino hacia la iluminación y liberación de la rueda del nacimiento y la muerte.

8. En el octavo *bhûmi* se alcanza el nivel tras el que no hay retorno, y se puede viajar a cualquier lugar del universo a voluntad, se domina la transferencia del «mérito», por lo que los seres que lo alcanzan reciben la gracia de la inspiración espiritual. Los grandes santos siempre han tenido el poder de transferir los méritos a otras personas. Además, se alcanzan todos los poderes físicos, lo que nos remite al *Bardo* o estado intermedio entre la muerte y un nuevo nacimiento, o al estado de los sueños. El *Bodhisattva* que ha alcanzado este nivel controla los sueños y también el estado intermedio, lo que le permite viajar a donde quiera y cruzar todo el mundo a la velocidad de la luz. Esto es algo que solo se puede hacer, según los maestros budistas, cuando el cuerpo ya no pesa, en el sueño o tras la muerte. Cuando los sueños alcanzan el mismo nivel de realidad que el mundo sensible, el yogui se vuelve muy poderoso, porque domina ambos mundos, el mundo de los sueños y el mundo sensible, que pierde protagonismo y realidad.

9. En el noveno *bhûmi* se perfeccionan de la manera más adecuada y precisa los poderes que sirven de guía a otros seres hacia la iluminación. En este *bhûmi* el yogui se vuelve un guía espiritual, pues si las bases del camino son sólidas, el desarrollo espiritual ha madurado a partir de la generosidad. Es por ello que el *Bodhisattva* no se desentiende del mundo y de los demás seres sintientes que sufren, sino que trabaja por y para ellos. Aquí, el yogui es realmente puesto a prueba, porque dispone de grandes poderes que puede usar fácilmente en provecho propio. Pero si todo el proceso se ha realizado sobre una base firme de generosidad, virtud, compasión y tolerancia, podrá asumir sin esfuerzo las condiciones que se le piden en este nivel de desarrollo espiritual.

10. Por último, en el décimo *bhûmi*, el *Bodhisattva* habita en el cielo Tushita, como hace ahora el Buda Maitreya. Allí está dotado de un cuerpo resplandeciente y le ayudan otros seres celestiales y *Bodhisattvas* menores. Allí, igualmente, residía el Buda Sakyamuni[17] antes de nacer en la tierra y poner en marcha la nueva era en que vivimos, llena de posibilidades de liberación. El Buda Sakyamuni aprendió todo lo que enseñó en el cielo Tushita, en donde la enseñanza del camino de liberación del sufrimiento es aprendida en lo más profundo del propio ser. El *Bodhisattva* trabajará al servicio de los grandes Budas de este paraíso o bien construirá otra «tierra pura» donde acogerá a todos aquellos que escuchen su llamada. De esta manera, el poderoso *Bodhisattva* en el décimo *bhûmi* se convierte en el refugio para las pequeñas mentes de los seres que buscan la iluminación. Su poder es tan grande que puede sostener un campo mental poderoso, lo suficientemente potente como para arrancar a muchas almas del círculo de las encarnaciones.

Estas diez etapas del camino del *Bodhisattva* son un verdadero camino de liberación. En el momento que se ha alcanzado el séptimo estadio o *bhûmi*, el aspirante a la liberación comienza a tomar decisiones de forma libre, confiando en sus propios poderes y teniendo muy claro que trabaja para el beneficio de todos los seres. Esta circunstancia nos permite hablar de un verdadero «liberado», pues toma bajo su responsabilidad la decisión de actuar en un sentido u otro, de forma totalmente libre. Ha de ser veraz y honesto sobre cuál es su verdadero objetivo espiritual. Las decisiones deben manar de forma espontánea de su mente iluminada. Tiene que tomar bajo su responsabilidad la liberación de los otros seres. Así es como se comienza a dar pasos «reales» en el camino de la liberación. Sin esta responsabilidad y sin este ejercicio de libertad, no hay una verdadera liberación.

Se acoja de forma literal o alegórica, este camino merece ser estudiado en profundidad. Describe una serie de estadios muy interesantes y que tienen mucho sentido en un mundo como el nuestro. En las sociedades modernas, el individuo solo se mira a sí mismo y se ahoga cada vez más en su proceso de individuación. Esta práctica, en cambio, plantea el interesante desafío de contemplar la liberación de los otros como verdadero camino. Coloca al practicante de yoga en una disposición de servicio y, por tanto, es un verdadero antídoto para la vida vacua del individuo consumista, en un mundo cada vez más virtual. Incluso es un remedio para el practicante de yoga que solo piensa en su propia liberación como una vía de escape ante la dificultad de encontrarse con el otro y poner a prueba su escasa generosidad, tolerancia y compasión.

La práctica y el estudio del budismo *Mahayana* me llevaron a tomar algunas iniciaciones tántricas menores y mayores. Las menores comenzaron con el Buda de la Medicina y Tara Blanca; siguieron las iniciaciones superiores, de las que hablaremos más adelante, cuando nos refiramos al Tantra del Yoga insuperable (*anuttarayogatantra*) de Vajrayoguini y Sri Kalachakra; y luego tomé la iniciación del gran *Bodhisattva* Manjusri y de un Protector del *Dharma*.

Pero, sin duda, el día más especial fue aquel en el que recibí las bendiciones e iniciación del gran *Bodhisattva* de la compasión, Avalokiteshvara. Llevaba días siguiendo la visita a Barcelona del gran maestro budista Thích-Nhât-Hanh, de origen vietnamita. Mi hermana se había ocupado de la comunicación y difusión de su viaje. El maestro iba a dar una meditación colectiva en el Paseo San Juan, bajo el Arco del Triunfo, en Barcelona, un domingo por la tarde. El mismo domingo en el que, por la mañana, un centro budista tibetano había organizado una iniciación del Buda Avalokiteshvara de mil brazos, en la más tradicional de sus versiones. Allí estaba yo, bien temprano, dispuesto a recibir la iniciación del Buda de la Compasión del lama residente. La iniciación se desarrolló en tibetano con traducción en castellano. Era una ceremonia muy especial, donde los presentes sentían cómo recibían la joya en el loto del corazón, que quedaba abierto de par en par, para convertirse en una gran fuente de compasión. Hubo momentos mágicos. «OM MANI PADME HUM» resonaba en el corazón de todos los participantes, el Buda, con su bondad infinita e ilimitada, tomaba posesión de sus cuerpos. El buda de la compasión mostraba sus mil brazos como señal de su infinito poder y bondad, estos mil brazos formaban un círculo a su alrededor.

Por la tarde en el Arco de Triunfo me encontré con mi hermana, que me animó a coger sitio justo debajo del escenario. La decoración era muy sencilla, nada que ver con la recargada parafernalia de los tibetanos. Solo había un trazo en forma circular, aludiendo al emblema zen que representa tantas cosas y que no es nada, la simplicidad absoluta, la sencillez e inocencia de una mente pura, que justamente es lo que se desprende del maestro Thích-Nhât-Hanh. Parece que era la reproducción de un trazo pintado por el propio Tai, nombre cariñoso que recibe el maestro vietnamita. La espera no se hizo larga. El escenario comenzó a llenarse de monjes vestidos con túnicas de color marrón oscuro, los miembros de la *sangha* (comunidad monástica) de Plum Village, el centro de retiro espiritual donde se encuentra Thích-Nhât-Hanh en Francia. Cuando estaban todos los monjes allí, colocados como un coro, apareció Tai y se sentó delante de ellos. Mi hermana, algunos amigos y yo nos encontrábamos a sus pies y podíamos contemplarle de cerca. Tai habló de la compasión, del perdón, de la importancia de hacer saber a los otros lo necesarios que son para nosotros y lo felices que nos hacen. Cuando terminó, guardó silencio, un silencio vacío de sonido pero lleno de amor y compasión. Se podía experimentar el silencio de Tai con nitidez, era de una sustancia muy sutil y perceptible.

En ese momento, sonó un violín y la *sangha* comenzó a cantar «OM NAMO AVALOKITESHVARA». La emoción embargó a todo el mundo. Rompí a llorar, como muchos otros, que nos sentíamos tocados por la magia del canto. Entonces, Tai llevó su mano al pecho, juntó el pulgar y el dedo corazón, como si cogiera algo invisible y, muy lentamente, lo proyectó sobre la inmensa masa de gente que se encontraba allí congregada. Pude ver claramente como Tai, sentado delante del círculo pintado en el escenario, se transformaba en el gran *Bodhisattva* de la compasión, el círculo eran los mil brazos de Avalokiteshvara. Se había transfigurado en Avalokiteshvara, no me cabía ninguna duda. Aquel hombre era una clara emanación de la divina compasión del sublime Buda. Allí se confirmaban y reafirmaban todos mis votos, y en particular, el voto del *Bodhisattva*.

Uno puede asumir el voto sin necesidad de profesar la religión de los budistas. La compasión es universal, no es exclusiva del budismo, pero muchos de sus maestros están tremendamente pulidos por esta cualidad espiritual y Thích-Nhât-Hanh es uno de los más grandes. A partir de aquel momento, consagré mi camino espiritual a mi iluminación y a la de todos los seres sintientes. Asumía el compromiso de que no era solo por mí, sino por todos; no era solo mi felicidad o la de un grupo, sino la de toda la humanidad, fuera cual fuera el grupo en el que estuviese, católico o protestante, rosacruz o teósofo, budista o francmasón.

El voto del *Bodhisattva* puede ser una fórmula universal que dé valor y sentido a la búsqueda de todo aquel que esté interesado en el camino espiritual. Es una práctica muy simple, pero muy profunda también. Basta con repetir tres veces al día: «voy a generar la mente de la iluminación en beneficio de todos los seres».

El voto era sin lugar a dudas el primer destino de un viaje que estaba dispuesto a recorrer en soledad, al menos hasta que encontrara nuevos compañeros de ruta. Pero no más maestros, ni discípulos, ni escuelas, sino personas librepensadoras, con las que pudiera compartir una búsqueda sustentada en bases similares. Fui transitando etapas que no se corresponden exactamente con las del camino del *Bodhisattva* tal como las he enumerado. Pero captaba su sentido y aplicaba aquello que estaba a mi alcance. Me fue de enorme utilidad, como de hecho lo había sido para Rudolf Steiner o para los maestros rosacruces que encontraron inspiración en *La voz del silencio*, de Blavatsky, o conocieron de primera mano la doctrina del *Bodhisattva* sin necesidad de acoger el budismo *Mahayana* en su totalidad, y supieron aprovecharla, dándole un carácter cristiano y rosacruciano. Tenía la intuición de que, en la práctica del *Bodhisattva*, había encontrado el origen y la fuente del trabajo espiritual de Blavatsky, Steiner y los maestros rosacruces, aunque en la obra de estos últimos permaneciese velada.

# 10

## *EL LIBRO TIBETANO DE LOS MUERTOS*

El budismo había calado bastante hondo en mí. Después de tantos años de esperar la iluminación y la liberación, de pronto tenía claro que no se trataba simplemente de aguardar con los brazos cruzados. No parecía que fueran a llegar solas. Ahora que había decidido continuar el camino en solitario, no me quedaba más remedio que recurrir a mi intuición. El voto del *Bodhisattva* y la compasión de Avalokiteshvara marcaban un nuevo rumbo. Los acontecimientos del siglo VIII al XI tanto en la China como en el Tíbet y en la India despertaban una singular fascinación en mí; la religión del Buda de la Luz Infinita, maniqueísmo y budismo, taoísmo y tantra... Debía seguir explorando en esa dirección.

La enorme atracción que sentía por la compasión de Avalokiteshvara tenía que ver también con que este cumplía una función muy importante en el momento de la muerte. Eso era lo que explicaba *El libro tibetano de los muertos*, una obra que propone una interesante reflexión sobre el más allá. El gran *Bodhisattva* Avalokiteshvara puede ser invocado momentos antes de exhalar el último aliento para que conduzca al alma a un buen destino kármico. Así, la compasión de Avalokiteshvara enlazaba con la principal motivación de mi búsqueda: el círculo de la Sabiduría.

Compré todos los ejemplares que encontré del libro, que se convirtió en mi texto central de estudio. Si tuviera que llevarme un solo libro a una isla desierta, elegiría, sin dudarlo, *El libro tibetano de los muertos* o *Bardo Thödol*. La obra fue escrita, al parecer, en torno al siglo VIII por el gurú indio Padmasambhava, fundador del budismo tibetano. Tiene influencias maniqueas y taoístas, y es el fundamento de todo el budismo tántrico. Sin embargo, la obra se perdió y fue redescubierta en el siglo XIV. Este libro, que los lamas utilizan para acompañar a los difuntos en su tránsito por el más allá, me parecía interesantísimo, pues cerraba el círculo de la Sabiduría referido al uso de diagramas cosmológicos y topografías del más allá. Era una de las obras más sorprendentes en la descripción de las rutas que debe recorrer el alma tras la muerte. Cuando un moribundo en el Tíbet reclama el auxilio de los religiosos, estos aparecen con la obra bajo el brazo, echan a los familiares y amigos de la habitación y se sientan tranquilamente a su lado para recitarle al oído los versos del *Bardo Thödol*. Así ayudan y guían al alma del difunto en su camino por el más allá durante el proceso de disolución de la conciencia.

No era el sentido religioso lo que me interesaba, sino la aventurada hipótesis del viaje del alma por los distintos estados de conciencia tras la muerte. Quien crea en la subsistencia de los elementos sutiles de la personalidad, una vez desprendidos del cuerpo, considerará esta obra una muy interesante explicación sobre la transmigración del alma o la mente. Quien, por el contrario, no crea en la pervivencia del alma, puede encontrar en esta obra una sugerente reflexión sobre los fundamentos del subconsciente. Desde el punto de vista de la psicología del yoga, en este libro se da una explicación muy coherente de las relaciones entre el cuerpo físico, la estructura sutil formada por vientos, canales y chakras y la mente humana.

Tanto la medicina como la religión de la China y de la India hablan de la estructura sutil, formada principalmente por el aliento o espíritu, que inhalamos con cada inspiración y recorre todo nuestro organismo. Este aliento o *prâna* no se limita al sistema respiratorio, sino que realiza diferentes funciones en el interior del cuerpo. En la zona del plexo solar, se mueve de forma circular generando calor; en la garganta y la cabeza, como viento ascendente que permite el habla y el pensamiento; en la zona de la pelvis, como viento evacuador; y, por todo el cuerpo, permitiendo la circulación de fluidos gracias a un movimiento de contracción y expansión. Estos vientos internos se clasifican en cinco, según las funciones orgánicas que desempeñan: el viento de la inhalación, el viento descendente, el viento calentador, el viento ascendente y el viento que circula por todo el cuerpo. Los indios los llaman *prâna-vayu*, *apana-vayu*, *samana-vayu*, *udana-vayu* y *vyana-vayu*.

Estos cinco vientos se corresponden con cinco elementos y encuentran equivalencias con los movimientos energéticos de la medicina china: madera, agua, fuego, metal y tierra. Además, cada uno de los cinco elementos tiene un color: verde la madera, azul el agua, rojo el fuego, blanco el metal y amarillo la tierra. De estos cinco colores son las representaciones de los cinco Dhyâni-buddhas o Budas Celestiales que protagonizan *El libro tibetano de los muertos*. Estos Budas representan también los cinco agregados de conciencia de la filosofía budista: la voluntad, la sensibilidad, la percepción, la conciencia misma y el cuerpo. Los cinco Budas Celestiales se encuentran dispuestos de manera semejante a los cinco elementos de la medicina china, en cinco direcciones. Los elementos están dispuestos de la siguiente manera: la tierra en el centro, el agua en el Norte, el fuego en el Sur, madera al Este y metal al Oeste. Sin embargo, los cinco Budas no están organizados de la misma manera, aunque presentan importantes analogías. En el caso de los cinco

Budas, las cinco direcciones se refieren a las cinco regiones tanto del cosmos como de la mente, que guardan una estrecha correlación. Cada uno de estos Budas es señor de una de las cinco Tierras Puras o paraísos mentales del budismo.

Los cinco Dhyâni-buddhas se llaman Tathâgata Vairochana blanco, Tathâgata Akshobhya azul, Tathâgata Amitabha rojo, Tathâgata Ratnasambhava amarillo y Tathâgata Amoghasiddhi verde. La palabra *Tathâgata* significa «el así venido» y se refiere al que ha alcanzado la mente búdica. Todos ellos aparecen en las visiones que describe *El libro tibetano de los muertos* copulando con sus divinas consortes, simbolizando el gozo profundo de la mente iluminada. Los Tathâgatas forman el conjunto de budas transcendentes o celestiales, los perfectos, que son los Guardianes de las cinco Tierras Puras y despliegan cada uno una Luz de un color particular, que expresa un determinado tipo de sabiduría. Los cinco Tathâgatas forman la base de todos los mandalas del budismo tántrico, pues representan las cinco direcciones del mandala. En las grandes iniciaciones tántricas la última y más elevada es la relativa a estos cinco Budas Primordiales, que se corresponden con los cinco elementos y los cinco vientos internos que sustentan la mente.

*El libro tibetano de los muertos* narra cómo se produce el proceso de disolución de la conciencia, lo que no es otra cosa que el desprendimiento de la mente del cuerpo. El desprendimiento tiene como protagonistas a estos vientos internos de los que tanto se habla en el yoga y que son las estructuras sutiles que unen el cuerpo con la mente. La muerte es un proceso que precisa de mucha tranquilidad y quietud. A medida que avanza este desprendimiento, provoca en la mente del moribundo una serie de visiones muy similares, dice el libro, a un sueño.

El psiquiatra suizo C.G. Jung contaba que muchas de las imágenes oníricas no son otra cosa que las interpretaciones simbólicas con las que la mente traduce las experiencias y procesos biológicos. Así, cuando el cuerpo tiene una digestión pesada, por ejemplo, puede provocar algún tipo de pesadilla, cuyo contenido visual dependerá mucho de los símbolos subjetivos que cada uno tenga y de cómo la mente los utilice. Hay símbolos comunes a todos que hacen referencia a procesos biológicos usuales, por lo que se dice que son arquetípicos, pues nuestras mentes utilizan imágenes semejantes para interpretar los mismos fenómenos. El difunto tendrá, por tanto, una serie de visiones simbólicas o arquetípicas que serán fruto del proceso común de desprendimiento de los vientos internos. Según los budistas, estas imágenes simbólicas empujarán a la mente hacia un destino u otro. La mente, una vez que ha abandonado el cuerpo, no se moverá a voluntad. Serán los impulsos kármicos los que decidan por ella. En el *Bardo*, la mente se mueve por un impulso irresistible, provocado por las acciones en las que se invirtió el tiempo durante la vida pasada. Una vida consagrada a la búsqueda del placer llevará a seguir buscándolo en el estado intermedio o *bardo*, y hacia allí irá la mente aunque no quiera, pues sin cuerpo no hay voluntad. Todas las fantasías se revelan como realidades en el *bardo*, pero allí no está el cuerpo para contenerlas. Si esto se comprende, se entenderá lo que quiere transmitir el *Bardo Thödol*, que describe la experiencia como algo muy similar a un sueño.

Con el nombre de *bardo* se entiende el estado de la mente y la conciencia en el período comprendido entre el momento de la muerte y un nuevo nacimiento. Aunque, en sentido amplio, *bardo*, en sánscrito *bhava*, es equivalente a «estado de conciencia», por lo que el budismo tántrico reconoce seis *bardos*:

1. *Shinay bardo* es el primer *bardo* entre el nacimiento y la muerte. Empieza con la concepción y termina con la última exhalación. Las personas vivas se encuentran en este *bardo* durante la vigilia.

2. *Milam bardo* es el segundo *bardo*, el estado de los sueños. El sueño es similar al *chönyid bardo*, el estado intermedio entre la muerte y un nuevo nacimiento; así, la meditación en imágenes como las descritas en el *Bardo Thödol* o el sueño lúcido prepararían para la muerte.

3. *Samten bardo* son los estados de conciencia que se alcanzan durante la meditación. La meditación es el objetivo real del yoga, que es una preparación para alcanzar de forma espontánea los profundos estados de absorción de la mente.

4. Pero *El libro tibetano de los muertos* comienza a partir del cuarto *bardo*, el *chikhai bardo*, que se refiere al preciso instante de la muerte, un momento fundamental, pues suceden muchas cosas que decidirán todo lo que sobrevendrá. Cómo se llega al momento último es de gran importancia. Se trata de unos breves instantes que deben haberse preparado muy bien, pues todo el proceso de disolución de la conciencia necesita un entorno adecuado, pacífico y tranquilo. Una muerte violenta puede provocar la activación de impulsos kármicos con resultados nefastos para el próximo destino y la siguiente encarnación.

5. Sin embargo, el verdadero protagonista de la obra es el *chönyid bardo*, que ocupa gran parte del texto y es descrito como un sueño lleno de visiones. Las visiones del difunto durante la muerte. Serán un sueño o como una pesadilla, dependiendo de lo mucho o lo poco que se haya preparado el difunto para el viaje por el más allá. Le pueden salir al encuentro un buen número de seres imaginarios, pacíficos o furiosos. Todo esto tiene una cierta relación, salvando las distancias culturales y artísticas, con las descripciones que los egipcios hacían del más allá, lleno de espíritus protectores y demonios destructores. En ello se reafirman los budistas tibetanos, amparados en esta sorprendente obra.

6. Por último, está el *sidpa bardo* o del nacimiento, que narra la transmigración a otra vida, cómo el alma se ve empujada

a introducirse en un útero y cómo puede llegar a evitar este destino.

El *Bardo Thödol* se ocupa de estos tres últimos *bardos* o estados de conciencia, relacionados con la muerte y el nuevo nacimiento. Desde un punto de vista yóguico, se puede comprender muy bien este relato, ya que pone el acento en aquellos procesos relacionados con los vientos internos en las etapas de disolución de la conciencia. Un proceso que no es otra cosa que una absorción natural de la mente en su dimensión más profunda; dimensión de la que no tenemos conciencia y desde la que la mente superficial emerge de nuevo para volver a una nueva vida. En realidad, es algo bastante afín al sueño. Durante el sueño, la mente también se va absorbiendo en frecuencias mentales cada vez más profundas en las que disminuye la actividad neuronal a medida que pasa por las distintas etapas o niveles del sueño, y de las que se regresa progresivamente sin tener ningún recuerdo. Lo que me parece más interesante del *Bardo Thödol* es la analogía que hace entre este proceso del sueño y el proceso de disolución de la conciencia en el estado intermedio. La visión de las deidades apacibles y las deidades iracundas es como la etapa de los sueños que termina con la terrorífica aparición de Yama, dios de la muerte. El impacto que produce esta última visión deja a la mente como en el estado de sueño profundo, del que emerge con nuevas energías para dirigirse a un nuevo nacimiento.

Veamos con un poco más de detalle la descripción del proceso de disolución de la conciencia en el estado intermedio, primero en el *chikhai bardo*, el momento de la muerte; después en el *chönyid bardo*, durante el estado intermedio; y en el *sidpa bardo*, la preparación del nuevo nacimiento.

## CHIKHAI BARDO

El *chikhai bardo* es el estado de conciencia en el momento de la muerte. Antes de que tengan lugar las visiones kármicas que se describen en el siguiente *bardo* —el *chönyid bardo*—, el moribundo tendrá la experiencia del desprendimiento del cuerpo, que simbolizan las siguientes visiones:

1. «Ahora este espejismo que ves es la señal de la tierra disolviéndose en el agua», la mente y los vientos internos se separan del elemento tierra, la parte más física del cuerpo, huesos, carne y otros tejidos. A su mirada todo se vuelve como un espejismo, por la pérdida de solidez.

2. «Este humo es la señal del agua disolviéndose en el fuego», donde la mente y los vientos también se desligan de los fluidos corporales, como el agua y la sangre, mientras que al difunto le sale un hilillo de sangre por la nariz. La visión se entela como si hubiera una cortina de humo ante él.

3. «Estas luciérnagas son la señal del fuego disolviéndose en el aire», a continuación la temperatura del cuerpo va desapareciendo, cuando el calor, el fuego, se funde en el elemento aire. El moribundo ve como luciérnagas en la espesa niebla que opaca su vista.

4. «Esta llama es la señal del aire disolviéndose en la conciencia», una llama de fuego compacta el campo de visión, pues el moribundo ya no puede utilizar sus sentidos y el elemento aire se absorbe en el mundo de la mente. A partir de ahora, las visiones serán de distintas tonalidades de luz en la pantalla mental.

5. «Este cielo de luz de luna es la señal de la conciencia disolviéndose en la mente blanca». La mente blanca es el primer nivel de la mente denominada sutil. Las mentes burdas, conectadas con los sentidos, ya se han disuelto y desvinculado del

cuerpo. Ahora la conciencia se absorbe en mentes más sutiles que muestran un reflejo como la luz blanca de la luna. El color blanco también es el color del semen, del aspecto masculino y paterno, que está asociado con lo corporal y lo placentero.

6. «Este cielo de luz solar es la señal de la mente blanca disolviéndose en la mente de rojo creciente», así llaman a la mente sutil que conecta con el fuego y el calor de la sangre y que representa el aspecto femenino y materno. De este color también se representa al vehículo de la palabra, aliento o el *prâna*, la envoltura sutil del cuerpo, que lo une con la mente. También se relaciona con la ira y la fuerza de la voluntad.

7. El último momento se describe como un cielo oscuro que «es la señal de la mente de rojo creciente disolviéndose en la mente negra cercana al logro». La mente negra es la tercera y última mente sutil, similar al sueño profundo. Es la frontera con la mente búdica o la mente de la luz clara del gozo, la frecuencia mental más tenue que se sostiene por sí sola — sin necesidad de un cuerpo—, y que sostiene todo lo demás. Solo si el moribundo es un yogui experimentado, que ya ha conectado alguna vez con esta frecuencia mental muy sutil, podrá distinguirla tras pasar por la mente negra cercana al logro.

8. La mente de clara luz es la mente muy sutil, la semilla de la mente inmortal. Aparece en el último momento y es como un flash, que si el difunto no es capaz de reconocer, le pasará por delante y le sumirá en el mundo del *chönyid bardo.* «Este cielo crepuscular de antes del amanecer es la señal de la mente negra cercana al logro disolviéndose en la clara luz.»

La mente de la clara luz del gozo es la mente de la iluminación, la Mente Universal del Buda, denominado el cuerpo del *dharma* o *Dharmakaya*. Alcanzar la contemplación de esta mente que es vacuidad y gozo extático es el objetivo de las técnicas de meditación budistas conocidas con el nombre de *mahamudra*. Esta técnica de meditación tiene dos tipos diferenciados de yoga: 1) el yoga de generación y 2) el yoga de consumación. El yoga de generación es una práctica litúrgica que consiste en visualizar las deidades y autogenerarse en ellas, de forma imaginativa y repitiendo determinados mantras. El yoga de consumación, por el contrario, es parecido al *hatha yoga* y consiste en movilizar los vientos por los canales y los chakras, y despertar el calor interno en el canal central, lo que permitirá una transformación completa del propio cuerpo, aliento y mente, en los verdaderos cuerpo, aliento y mente de la deidad en la que el yogui se ha autogenerado.

El yogui que puede reconocer la mente de clara luz del gozo alcanza la Iluminación por la completa identificación con la Mente Universal pura y gozosa, que sustenta todas las otras mentes: la mente de la vigilia, la mente de los sueños, hasta la mente del sueño más profundo del que no tenemos ninguna conciencia. El yogui solo puede reconocer esta mente si la ha experimentado a través de la meditación, llevando su cuerpo y su mente a estados de relajación y de absorción mental muy profundos. El practicante experimentado en el yoga de consumación no tendrá ningún problema en reconocer las distintas fases de disolución de los vientos internos y de la conciencia que termina en la clara luz del gozo. Mientras que el practicante experimentado en el yoga de generación deberá meditar en la deidad objeto de su práctica como «cuerpo ilusorio» o cuerpo imaginado, lo que le permitirá alcanzar la Iluminación, pero solo cuando la mente quede disuelta en el universo subjetivo de las fantasías del *chönyid bardo*, al perder definitivamente el cuerpo.

Las personas corrientes que no tienen experiencia en estos yogas pueden meditar en el Buda Avalokiteshvara, el Señor de la Compasión. Es reconocido como un guía de las almas por el más allá para conducirlas a un lugar fuera del *samsara*, del círculo de la vida y la muerte. El popular mantra «*om mani padme hum*» es una llamada al Buda de la Compasión, así que recordando este sencillo mantra en el momento de la muerte uno puede truncar su destino y evitar el sufrimiento, dejándose conducir por él. Avalokiteshvara conduce a la Tierra Pura de Sukhâvatî del Tathâgata Amitabha rojo.

Los budistas tántricos conocen, para el *chikhai bardo*, un ritual que el yogui puede realizar. Se llama *Powa* o ritual de transferencia de conciencia. Consiste en una técnica que utiliza ciertos mantras y ejercicios de respiración que permiten impulsar al alma a través de la coronilla fuera del cuerpo para conectar de forma rápida y segura con el Buda Amitabha, el Señor de Sukhâvatî, donde el yogui nace de un loto en el centro de este paraíso. Se trata de un potente ritual que los lamas conceden por medio de iniciación, transmisión y práctica.

## CHÖNYID BARDO

El *chönyid bardo* está formado por las visiones kármicas que comienzan tras la muerte y disolución de los vientos y la conciencia. Son kármicas porque es el karma el que gobierna el desarrollo de los acontecimientos. Uno se aproxima a un tipo de luz u otro en función de lo que haya cultivado en vida y, por tanto, haya quedado impreso en la mente; así, si uno ha sido violento, se sentirá atraído sin remedio por la luz de la dimensión de la mente dominada por la ira. Un violento puede quedar atrapado en la dimensión de la ira, renaciendo en algún lugar del universo mental donde pueda desplegar su tendencia y allí permanecer durante largos períodos de tiempo, no pudiendo reencarnar en un cuerpo humano hasta que no se vuelvan a dar las condiciones kármicas necesarias.

El *chönyid bardo* comprende un período de tiempo relativamente corto. Se trata de unos pocos días en los que se tendrán las siguientes visiones: en los primeros siete días aparecen las deidades pacíficas, que son los cinco Dhyâni-buddhas, los Señores de las cinco direcciones de la mente. Del octavo al duodécimo día, aparecen las deidades furiosas, Herukas —que son los mismos budas pero con aspecto airado— y las Dakinis —divinidades terroríficas destructoras del cuerpo—, seguidas por la terrible visión de Yama, el Señor de la Muerte, al final del periplo, que empuja al difunto a entrar en un nuevo útero de una madre en el destino kármico que le corresponda por su buen o mal karma. Todo esto dura algo más de un mes, por lo que en este plazo el difunto vuelve al mundo muy pronto y se lo encuentra prácticamente tal como lo había dejado.

Para dar una idea de la riqueza de la obra y de cómo se entretejió en mi propia práctica, pasaré revista a algunos pasajes significativos de este viaje del alma.

El primer día. En el primer día del *bardo* aparece una tremenda luz blanca procedente del Reino Celestial del Centro, manifestación del Buda Vairochana, sentado en un trono de leones. Su color es el blanco y sostiene en la mano la rueda de ocho radios del *Dharma*. Está abrazando a la madre divina Akashadhatesvari, soberana del espacio celeste, con la que copula. Esta luz gozosa blanca de Vairochana purifica el agregado de la conciencia, uno de los cinco constitutivos de la naturaleza humana.

La luz blanca que surge ante el viajero le revela la Sabiduría del *Dharmadhatu*. Es el conocimiento relacionado con la sabiduría de la vacuidad, clara, transparente, brillante y luminosa. Solo aquellos yoguis que hayan conseguido realizar la capacidad de contemplar la vacuidad de todas las cosas, podrán ser atraídos por esta poderosa luz e introducirse en los dominios de la completa y perfecta realización del Reino Celestial del Centro.

Pero, acompañando a esta poderosa luz, el viajero del más allá verá el tenue resplandor del mundo de los dioses, blancuzco y opaco. En las primeras visiones se abren otras posibles direcciones. El mundo de los dioses es para el budismo un destino samsárico, no liberador, pues los dioses, a pesar de tener vidas largas y gozosas en los distintos planos del cosmos, no están liberados del sufrimiento, tal como narran los mitos. A este destino se dirigen las personas de alta realización que toman como referentes espirituales a determinados dioses. Se trata de personas religiosas que consiguen este alto nivel, en el hinduismo, el cristianismo u otras religiones.

El segundo día. En el segundo día surge una potentísima luz azul procedente del Reino Azul del Este del gran Buda Akshobhya. De cuerpo azul, lleva en la mano el *vajra* de cinco ramas y está sentado sobre un elefante. Está unido sexualmente a la madre divina Lochana. Esta luz azul del éxtasis místico revela la Sabiduría Semejante al Espejo que purifica el agregado de la forma corporal. Es una luz azulada transparente y deslumbrante que surge del corazón de Akshobhya y su consorte. La Sabiduría del Espejo muestra que no hay distinción entre el yo y los fenómenos, destruye el veneno de la ira y el odio, pues refleja las cosas nítidamente y tal como son en realidad, sin quitarles ni ponerles nada, y sin que se pueda huir de ello. A través de la mente como el espejo se puede soltar la aversión o el rechazo hacia alguna forma de la percepción, sea el reflejo de una persona, idea o cosa, liberando la cualidad mental de precisión y claridad que estaba empañada por la aversión. Solo aquellos que han pulido su mente como un espejo tienen entrada en la Tierra Pura del Este.

Al mismo tiempo, surge un resplandor gris apagado, como el humo, que llega simultáneamente. Se trata del camino que conduce a los estados infernales y es fruto de las malas acciones acumuladas por la violenta ira. Y el lama advierte: «No te aferres a ella, pues caerás en los estados infernales, en los que padecerás sufrimientos y penalidades intolerables». Los que se dejaron llevar por la ira caerán sin remedio en los reinos infernales, pues serán atraídos por este karma.

El tercer día. Cuando llega el tercer día, brilla una luz amarilla que es el aspecto puro del elemento tierra. En ese momento, procedente del Reino Celeste del Sur, aparece el Buda Ratnasambhava de color amarillo, portando en la mano una joya preciosa y sentado en un trono magnífico tirado por caballos. Está copulando con la madre divina Mamaki. El agregado de la sensibilidad purificado en la vacuidad es la luz amarilla, la suprema Sabiduría de la Igualdad, que puede enunciarse de la siguiente manera: «no estoy separado de los demás» y, por tanto, deshace la idea de un yo separado, destruyendo así el veneno del orgullo y la avaricia, las dos tendencias más características y enraizadas del estado humano. La inteligencia iluminada por el Buda Ratnasambhava penetra la realidad y descubre que carece de sustancia fija y que las características de insustancialidad y no permanencia las comparten por igual absolutamente todos los fenómenos del universo, todos los seres, objetos, ideas, situaciones, etc. Cuando el viajero es capaz de reconocer esto, surge espontáneamente en él la ecuanimidad, un estado de ánimo que es igual e inalterable ante todo fenómeno, pues todo lo ve semejante. Pero el efecto de esta sabiduría va más allá: cuando está activa, surge naturalmente la acción de enriquecer, es decir, descubrir que cada instante está impregnado de infinitos recursos y posibilidades sin límites, por lo que aparece una visión espaciosa y generosa que conecta con la abundancia y la diversidad, como si de joyas de un tesoro inagotable se tratara. De nuevo, hay que haber preparado la mente para poder activar el impulso kármico que conduce al Reino Celeste del Sur y lo mismo con las demás visiones.

Simultáneamente a esta maravillosa luz de sabiduría, surge el resplandor gris azulado del estado humano que llega al corazón debido al orgullo. Si el viajero se siente atraído por él, se precipitará al reino humano para volver a nacer.

El cuarto día. Este día se caracteriza por una tremenda luz roja que es la forma sublimada del elemento fuego. En ese momento, en el Reino Celeste del Oeste, aparece el Buda Amitabha de color rojo, sentado en un trono de pavo real, llevando en la mano una flor de loto y unido a la madre divina Pandaravasini. El agregado de la percepción purificada es también de una luz de este color y se purifica gracias a la Sabiduría del Discernimiento, que brilla con esplendor y surge del corazón de Amitabha y de la madre divina. La Sabiduría del Discernimiento destruye el veneno del apego, pues cuando el corazón está abierto y responde amorosamente hacia todo, consciente de su naturaleza irrepetible y efímera, experimenta el vivo interés hacia cada ser, situación o fenómeno. El discernimiento genera una disposición a conectarse con todo y con todos, valorándolos tal como son. Cuando la visión está empañada por el engaño, el viajero cree que aquello que aprecia y a lo que responde amorosamente está fijo y desconectado de otras condiciones que le dan surgimiento. Entonces, trata de apropiarse de una persona, situación o fenómeno. Pero la misma Sabiduría de Amitabha le permite reconocer que el aprecio y el amor incondicional están vinculados a la naturaleza transitoria y cambiante de todo lo que surge en el universo, y que, por lo tanto, tratar de apegarse a algo simplemente le aleja de su verdadera expresión dinámica y le ata a una idealización artificial.

En esta ocasión, se abre la puerta del apego. Junto a la Luz del Discernimiento aparece el tenue resplandor amarillo del mundo de los espíritus ávidos, y el lama recomienda: «No te sientas atraído por él, renuncia a todo apego».

El quinto día. En el quinto día aparece la luz verde de la forma sublimada del elemento aire. En ese momento, procedente del Reino Celeste del Norte, aparece el Buda Amoghasiddhi de color verde, junto a las divinidades de su entorno. Sostiene un doble *vajra* cruciforme que representa el karma, la voluntad ciega procedente del encadenamiento de causas y efectos. A toda causa sigue inexorablemente un efecto en el mundo corporal y también en el mundo mental, aunque en el primero es posible gobernar con la voluntad este flujo eterno que nos encadena a las causas y los efectos; en cambio, cuando se pierde el cuerpo, solo se puede seguir el flujo hacia donde este quiera llevarnos. El Buda Amoghasiddhi está sentado en un magnífico trono de águilas y está unido a la madre divina Tara, con quien copula. Es el supremo conocimiento de la realización espontánea de todos los actos, la Sabiduría de la Acción Infalible, deslumbrante, verde, luminosa, clara, violenta y espantosa. Esta sabiduría consiste en una visión abierta de la condicionalidad que permite actuar con una eficiencia sin tropiezos. Es el aspecto de la conciencia despierta que se relaciona con la acción, por eso su familia es la del Karma, que quiere decir acción causal. Es la capacidad de ver las tendencias de las fuerzas que están presentes en cada momento y poder saber en qué van a madurar. A esto, en Occidente, se le llamaba magia. Es la acción mágica que surge del verdadero conocimiento del karma. El conocimiento de todos los efectos de una determinada acción, incluso los más sutiles, constituye el acto verdaderamente mágico. Al ver la vasta red de condiciones que están surgiendo a cada momento, expresadas como fenómenos —físicos, energéticos o mentales—, las acciones se nutren de esta visión y resultan infalibles. Sin embargo, la única manera en que esta visión privilegiada de la condicionalidad se presente como sabiduría se da cuando no hay intención alguna de apropiarse de los resultados de las acciones. Es decir, cuando no se intenta lograr algo para uno mismo. Uno se encuentra en una modalidad de funcionamiento más parecida a la del juego. Surge de la comprensión de que el beneficio de las acciones recae realmente sobre todos los seres de la red y que es para ellos que se hacen las cosas; es decir, la acción es infalible porque es compasiva y nace de una comprensión de la interconexión.

El Buda Amoghasiddhi hace el *mudra* de la protección —«no hay temor»—, por dos razones: la primera, porque, básicamente, sus poderes permiten reconocer que, cuando la visión abarca una red completa de condiciones, todas las acciones resultantes son infalibles; y, en segundo lugar, porque destruye el carácter ilusorio de los objetos construidos por la idea del yo independiente y, por tanto, libera del temor que estos engendran. Las emociones que transforma esta Sabiduría son los celos y la envidia. Estas emociones son dos caras de una misma moneda. Los celos manifiestan nuestro temor de que nos quiten lo que tenemos, porque creemos que nuestra seguridad depende de ello. La envidia es el deseo intenso de lo que alguien más tiene, porque no se está en contacto con los poderes efectivos de creación. En ambos casos existe una emoción subyacente de temor, pues existe la sospecha de que las acciones no siempre son eficaces y uno prefiere apegarse a lo que tiene o a lo que tienen otros.

También aquí se abre otra puerta, y lo hace en forma simultánea a la aparición de la Luz de la Sabiduría del Buda Amoghasiddhi. Se puede ver el tenue resplandor rojo del mundo de los demonios asuras, engendrado por la envidia de estas criaturas. Y el lama advierte: «Si te aferras a ella, caerás en el mundo de los asuras, en el que padecerás intolerables sufrimientos, combates, disputas».

El texto continúa enumerando las deidades airadas que salen al paso del difunto. Son demonios enormes y terroríficos que se carcajean «ha, ha, ha, ha, ho» mientras copulan con yoguinis. Son las mismas deidades y sabidurías que vio los primeros días, pero que ahora se manifiestan de forma furiosa y terrible. También aparecen las distintas familias de yoguinis con cabezas de animales, que son vampiras descuartizadoras de cuerpos y chillan de una forma estridente. El sueño se vuelve una pesadilla. Hasta que en el décimo cuarto día se presenta Yama, el Señor de la Muerte. Estamos al final del recorrido. Del tamaño de una montaña, lanza gritos de «¡Descuartizadle! ¡Golpeadle! ¡Matadle!». Sus demonios se lanzan sobre el difunto, le sorben los sesos, le separan la cabeza del cuerpo, le extraen el corazón y devoran sus vísceras. El lama le dice: «¡Pero tú no puedes morir, tu cuerpo mental está hecho de instintos, eres una forma natural de vacío, no debes sentir rabia!».

Del décimo quinto día al trigésimo séptimo día, el difunto permanece en estado de inconsciencia completa, como si estuviera desmayado. Representa la genial analogía con el sueño profundo o la mente negra cercana al logro de la meditación, del que va a emerger con la energía necesaria para comenzar una nueva vida en otro cuerpo físico. Luego comienza el *Sidpa bardo*.

## SIDPA BARDO

El trigésimo octavo día. Este fascinante viaje pasa a una nueva etapa, marcada ahora por la aparición del impulso hacia una nueva vida. «Cuando aparecieron las percepciones de las deidades apacibles y furiosas en el Bardo no las reconociste. Han pasado veinticuatro días y medio de desmayo por el terror, tras la aparición de Yama y sus demonios, que te atacaron. Te despertarás muy lúcido y con el cuerpo mental con la forma muy clara del cuerpo físico anterior y sucesivo.» Anterior, porque el difunto tiene la sensación de que sigue conservando su cuerpo, aunque hayan pasado las visiones kármicas. Y sucesivo, porque verá claramente cuál es su próximo destino: un cuerpo humano, uno divino, un animal, un asura o un espíritu ávido.

Estará dotado de tremendos poderes. En un instante podría dar la vuelta al mundo. Pero debe ignorar estos poderes, que prueban que todavía sigue vagando por el *bardo*. Verá a otros que van a ingresar en una matriz: si era humano, verá humanos; si *deva*, *devas*, etc. Y también verá a sus familiares llorando y querrá entrar en un cuerpo, pero no podrá, por lo que su angustia será grande.

Pero pronto oirá avalanchas, huracanes, terremotos y no podrá evitar salir huyendo hasta que llegue a los tres abismos: el abismo blanco, el abismo rojo y el abismo negro. Yama, con cabeza de buey, le pondrá delante el Espejo del Karma, donde verá todas sus virtudes y vicios. De nada le servirá mentir. Luego, le arrancará el corazón, le desgarrará las entrañas, lamerá sus sesos, beberá su sangre, devorará sus carnes y roerá sus huesos.

Y de nuevo oirá avalanchas, huracanes, terremotos, tormentas y tinieblas. Los demonios de Yama le perseguirán gritando y empujándole hacia su nuevo destino: son los Verdugos del Karma. Le empujarán hacia uno de los cuatro tipos de nacimiento, sin que pueda evitarlo. El nacimiento por el huevo de algunos animales; el nacimiento por la matriz de los mamíferos; el nacimiento milagroso de los dioses y el nacimiento por el calor y la humedad de los demonios en los destinos infernales.

*El libro tibetano de los muertos* termina indicando lo que se puede hacer para evitar renacer en alguno de los destinos samsáricos. Sin distraerse, si el difunto conserva el conocimiento de la esencia de la conciencia trascendente, permanecerá profundamente relajado, sin ocuparse de nada, en unión con la mente de la luz clara y de la vacuidad. El lama advierte: «¡Permanece distendidamente en el estado más allá de la atracción y de la aversión! Así evitarás ingresar en una matriz y tener que nacer en el ciclo samsárico. Debes saber que lo que te precipita a una matriz del Samsara es la atracción y la aversión». Si va a nacer como mujer, sentirá aversión por su madre y atracción por su padre; y si va a nacer como varón, sentirá aversión por su padre y atracción por su madre.

La profunda psicología yóguica de esta obra se convirtió en el centro de mi práctica espiritual y meditativa. Los cinco Budas Celestiales formaban un mandala a mi alrededor y me permitían absorber su luz y su sabiduría para construir el Cuerpo Arcoíris del que hablaban los budistas y los taoístas, refiriéndose a un vehículo capaz de sostener la mente más sutil y profunda del ser humano, que unos llamaban Clara Luz del Gozo y otros simplemente Tao. Esta mente sutilísima es completamente inmóvil y surge cuando no hay prácticamente actividad neuronal. Es por eso que tenía la intuición de que en la energía de la práctica de estos Budas se encontraba la clave de la inmortalidad. Sin comprender *El libro tibetano de los muertos* no se podía comprender el misterio de la transmutación integral de todos los vientos y todas las mentes. Allí se explicaba este misterio, que era el último eslabón de la cadena formada por el círculo de la Sabiduría y merecía una especial atención: en su mensaje se podía encontrar el conocimiento necesario para destilar el oro de los filósofos en nuestra época. El mandala de los cinco Dhyâni-buddhas y la transmutación alquímica de su luz y su sabiduría es el tema central de la práctica que denominé «*antarbhava*-yoga» o yoga para el estado intermedio entre la muerte y el nuevo nacimiento.

## II

## LA DIOSA DEMONIO

Mucho tiempo atrás, no sabría decir cuánto, en una de esas lúbricas mañanas de fin de semana, me desperté con la sensación de que tenía encima a un ser invisible. Estaba estirado, desnudo —tal vez fuera primavera—, cuando la etérea criatura me hizo sentir su presencia con claridad. Me cubrió, descendiendo lentamente sobre mí, y comencé a percibir su tacto. La presencia se hizo muy real en la zona de la entrepierna, sentía un calor en mis muslos, pene y testículos. La sensación se fue intensificando. Experimenté algo que se parecía a hacer el amor con un espíritu. Aquello duró un rato que no sabría medir.

Este extraño acontecimiento me reveló que la experiencia erótica tiene que ver, principalmente, con la sensibilidad. Cuando la piel de ciertas zonas erógenas y especialmente sensibles alcanza un alto nivel de sensibilidad, uno puede tener una experiencia que se aproxima al orgasmo sin necesidad de contacto. Me resultó claro que el camino hacia el éxtasis y el privilegio de hacer el amor con los dioses depende únicamente de la sensibilidad que uno tenga. Es cierto que cuando los sentidos se refinan y se vuelven muy sutiles, uno puede sufrir mucho más, pues su umbral de percepción del sufrimiento aumenta extraordinariamente y por tanto es preciso desidentificarse de los sentidos, pero también puede disfrutar mucho más de sus sensaciones, del sentido del gusto, de los sonidos, del tacto, de los olores y de las formas que captan sus ojos.

Sin ningún género de duda el sentido del tacto es el que conduce con más facilidad al éxtasis. El tacto en zonas especialmente sensibles nos conduce a la experiencia erótica, que los antiguos representaron, entre otras formas, por medio de una diosa que también era un demonio. La diosa demonio es una criatura inmortal ambivalente. No solo es una diosa poderosa, sino también es una criatura que entraña peligro, pues chupa la sangre, el semen y todos los demás fluidos corporales de los mortales. Estas diosas fueron representadas en nuestra literatura por vampiras, las *striges* grecorromanas o la Lamia, las primeras con cuerpos de aves nocturnas y la segunda con cuerpo de serpiente. Todas ellas bebedoras de sangre, lo que les confería un aire demoníaco.

Existe un relato chino que cuenta que uno de los inmortales taoístas había visitado la casa de un hombre enfermo que convivía con una hermosa mujer. La criatura en realidad era una diosa demonio. Por las noches, sin que el hombre se percatara del origen de su debilidad, le chupaba la sangre. El sabio taoísta descubrió el maleficio y, realizando un ritual, consiguió desenmascarar a la vampira, que se transformó en una serpiente y huyó del lugar. Idéntico relato se encuentra en la tradición griega, donde una Lamia se había transformado en una joven hermosa para casarse con un hombre al que le chupaba la sangre.

Brujas, demonias y vampiras inmortales eran objeto de culto y adoración por los yoguis de la India. Relacionadas con leyendas rurales y supersticiones, estas diosas vampiras adoptaban distintas formas, unas veces de aves nocturnas, otras de lobas, otras de cerdas, etc. Estas diosas fueron elevadas al rango de consortes del dios Shiva Mahakala o Bhairava en la literatura tántrica. Las consortes de Shiva llevaban el nombre de *dakini* o yoguinis, por ser concubinas del Señor del Yoga. Habitaban en los cementerios crematorios de la India y allí los yoguis les rendían culto. Eran poderosas diosas destructivas, pero para quien podía vencerlas y someterlas, convirtiéndolas en esclavas, eran dadoras de grandes *siddhi* o poderes mágicos. De entre estos *siddhi*, el más codiciado era el poder de volar, que otorgaba la *dakini*. Por ello fue llamada *Kechari*, que significa «la que surca los cielos». Las yoguinis eran de varios colores y se agrupaban por familias. Algunas tenían cabeza de animal.

Ritos secretos descritos en los Tantras explican cómo el yogui vencía a la yoguini y la sometía a su voluntad. Estos yoguis eran considerados *vira* o «héroes», pues yacían con diosas terroríficas que les otorgaban grandes poderes. Se les conocía con el nombre de *mahasiddha* o «grandes magos». Estos *mahasiddha* fueron los inventores del *hatha yoga*, un nuevo tipo de yoga que tenía como objetivo despertar el fuego de la *dakini*, descrita como una serpiente que asciende por la columna vertebral y a la que se le conoce con el nombre de Kundalini, «la que se enrosca» en el Svayanbhu-linga —el pene de Shiva automanifestado, surgido de la nada—, y que se encuentra en la base de la columna vertebral, en el lugar de la próstata o el útero.

Se suele meditar en Devi Kundalini como una joven de dieciséis años, que para los Tantras es la edad de máximo esplendor femenino. Es de color rojo brillante —color relacionado con la sangre menstrual—, y sus ojos son de color naranja, la mirada siempre inquieta. Así caracterizan algunos textos tántricos a la famosa diosa Kundalini. No es en absoluto una energía abstracta que asciende por la columna vertebral, sino que está representada como una diosa *dakini*, con todo su poder ambivalente, destructiva para quien no sabe dominarla, y dócil y dispensadora de poderes mágicos para aquellos que la controlan. Todas estas descripciones están cargadas de una poderosa fantasía erótica, pero se vuelven aterradoras si se piensa que detrás de las narraciones de estas fantasías hubo prácticas tremendas con niñas de dieciséis años que, en su momento, fueron utilizadas en los complejos rituales que pretendían ser cultos a las *dakini*.

Expuse una reconstrucción de todo esto en una conferencia, durante un evento dedicado al yoga. Hablé del camino hacia el éxtasis ante un público unas veces extrañado y otras escandalizado. Un importante filósofo cachemir dejó constancia escrita del ritual Kula en una de las obras más importantes del tantrismo. Este ritual consistía en una práctica de autogeneración de los yoguis participantes. El hombre se transformaba en el dios Shiva Bhairava y la yoguini en la diosa Shakti en la forma de una *dakini* o de Bhairavi-devi, la consorte del dios. Para ello utilizaban mantras que les permitían autogenerarse, lo que debía ser semejante a un ritual de posesión chamánico por parte de estos espíritus. A continuación, realizaban técnicas de *hatha yoga*, un yoga secreto cuyo objetivo era generar calor interno y repartirlo por el cuerpo, despertando el fuego de la serpiente Kundalini en la zona de la columna vertebral, para poder gozar del gran poder del éxtasis místico, cuando, finalmente, ardiendo como demonios, entraban en el círculo sagrado o mandala donde se unían sexualmente, bebiendo vino y comiendo carne, como si fueran estos grandes espíritus divinos y demoníacos. Cuando terminaban el ritual, volvían a la observancia de la conducta puritana de los brahmanes, manteniendo el celibato, una dieta vegetariana y abstinencia de alcohol.

Por su parte, en *El libro tibetano de los muertos* se nos narra cómo las *dakinis* o yoguinis, terribles diosas vampiras, habitantes de los cementerios, se aparecen a los difuntos en una fase en la que el alma intenta desprenderse de su antiguo cuerpo inerte, al décimo tercer día. El apego de la mente al cuerpo es tan grande, que estas diosas terroríficas aparecen en el proceso de desprendimiento, creando una tremenda estridencia, dando gritos y danzando. Todas ellas van armadas con cuchillos de descuartizar, el cuchillo *kartari*, y con cuencos de cráneos humanos, donde depositan la sangre del difunto, que se beben, y las vísceras que le arrancan, mientras descuartizan a aquellos que una vez muertos todavía no son capaces de liberarse del apego a su cuerpo. El sufrimiento de estos difuntos es tremendo, pues sienten cómo las diosas descuartizan y desmiembran su cuerpo. Sin embargo, no es un sufrimiento real. El lama advierte al alma del difunto que todo está en su mente, pues ya no está vivo y su cuerpo no le puede causar ningún dolor. Para preparar este trance, los yoguis antiguos conocían en vida a las yoguinis que tras la muerte se convertían en sus mejores aliadas y guías. Por ello existe una práctica dedicada a esta poderosa diosa que es objeto de culto y meditación por parte de los yoguis del Tíbet.

En la irrupción de la *dakini* en mi vida también hubo algo de magia. Mientras estaba en la Escuela Rosacruz, había visto una imagen de Vajrayoguini en un calendario tibetano. No entendía gran cosa de aquella extraña tradición, con imágenes de Budas y mandalas maravillosos, pero también con representaciones de dioses y demonios de aspecto terrible, entre los que destacaba, una figura femenina similar a la diosa india Kali, pero de color rojo. Aquella imagen me había llamado especialmente la atención y me la había imaginado, no supe muy bien por qué, con su cuerpo desnudo y sus grandes pechos. Fue otra de esas fantasías fugaces que se cruzaron mi mente y cayeron en el olvido.

Cuando dejé la Escuela Rosacruz, pude correr a buscar algún centro de budismo tibetano donde conocer mejor aquella tradición tan extraña y misteriosa. En el que quedaba más próximo mi casa, seguían a un lama díscolo, uno de los grandes maestros del tantra, que había roto su relación con el dalái lama y su linaje de procedencia. Era una historia sórdida en torno a una serie de prácticas, de formas de entender el *Dharma*[18] y de espíritus protectores del budismo.

El lama tenía el aspecto de un gran monje, uno de los maestros budistas más eruditos del Tíbet. Por sus desavenencias con el dalái lama, se había exiliado en el Reino Unido y había fundado su propia orden, con seguidores ordenados por él mismo, que eran monjes occidentales. Lo más interesante de aquel movimiento eran sus libros. Tenían gran cantidad de libros sobre el *Dharma* y sobre la particular vía de realización directa que propone el tantra. Un amigo me facilitó una obra retirada de la circulación, que nunca se había vuelto a editar, sobre las distintas prácticas tántricas: el yoga de generación[19] y el yoga de consumación.[20] Sobre el yoga de generación tenía una obra que era nada menos que la práctica extensa y concisa de la diosa Vajrayoguini, la Gran *Kechari*.

Vajrayoguini se convirtió entonces en el núcleo de mis prácticas. Una *dakini* es una divinidad tántrica, de origen hindú, que forma parte de las diosas demonio del Mandala de la Rueda del Gozo, como se llama el tantra del que procede la práctica. Esta yoguini era una de las diosas demonio terroríficas de la corte de Shiva Mahakala, pero cuando este se convirtió al budismo —sí, es sorprendente, los maestros budistas justificaban así la incorporación de algunas prácticas tántricas hindúes en el budismo indio—, la yoguini también se convirtió al budismo. Así que Vajrayoguini es una diosa demonio convertida al *Dharma* budista, ¿por qué no? Si muchos dioses escucharon el *Dharma* de Buda y se convirtieron al budismo, alcanzando así la iluminación, ¿por qué no iban a poder hacer lo mismo los demonios que habitaban los cementerios?

Vajrayoguini es reconocida como la práctica del llamado yoga de generación más eficaz de todas las prácticas tántricas. Se llama yoga de generación porque el practicante debe autogenerarse por medio de una *sadhana* —una meditación imaginativa—, en la diosa objeto del rito. El practicante debe autodisolverse y en su lugar debe imaginar que se transforma en la diosa Vajrayoguini. Se visualiza a sí mismo como una muchacha joven con tres ojos, desnuda, de color rojo brillante, con una larga cabellera negra coronada con cinco calaveras y una guirnalda de cráneos recién cortados entre sus grandes pechos, y se autogenera en la deidad repitiendo el mantra un número determinado de veces. Esta poderosa diosa del *Bardo* —del estado intermedio entre la muerte y el nuevo nacimiento—, puede ser además una representación del arquetipo del *anima* del hombre, como diría Jung, en su aspecto más terrorífico y sombrío. Sería una manera de representar la propia libido. La práctica de este yoga podría entenderse también como una forma de integrar el propio mundo subconsciente. Carnicera y vampira, pero a la vez exuberante y erótica, tiene todos los componentes de la sublimación de la propia sexualidad.

Los rituales de las yoguinis fueron muy difundidos en la India medieval, pero la *sadhana*[21] de Vajrayoguini budista era la única que había sobrevivido a lo largo de la historia, así que solo quedaba este ritual para transformarse en la terrible yoguini. El libro del lama sobre la práctica de las *dakinis* se convirtió en mi principal herramienta para la meditación y el yoga. Comencé a utilizar algunos de los rituales que allí se describían en mi práctica diaria. La gurú india —la anciana Anandamayi Ma— tomaba ahora la forma de la diosa demonio Vajrayoguini. Al menos esto pensé yo. Sin recibir iniciación ni permiso de ningún tipo, amparado en la creencia de que en realidad era una mutación de la diosa gurú que se había despertado en mí, me puse a hacer la *sadhana* de Vajrayoguini como buenamente pude. El lama iba a dar una iniciación de Vajrayoguini en la China el año siguiente, a la que, por descontado, pensaba asistir, pero mientras tanto, sin encomendarme a diosa o a diablesa y menos aún a lama de ningún tipo, me puse a practicar.

Como ya he dicho, esta historia no está exenta de una cierta magia. Sucedió que un día vi el anuncio de que otro gran lama venía a Barcelona a impartir la iniciación y las bendiciones de Sri Chakrasamvara —la deidad principal del Mandala de la Rueda del Gozo—, y después la iniciación para la práctica de Vajrayoguini. Cómo me llegó tan rápido la información lo desconozco, pero fui uno de los primeros en apuntarme. Después de la decepción inicial que me produjo saber que la iniciación de Vajrayoguini se daría únicamente a un grupo limitado de estudiantes del centro que la organizaba, decidí resignarme a tomar la iniciación que quisieran darme, porque siempre me quedaría China. Sin embargo, unos días antes de la llegada del lama a Barcelona, me comunicaron que Su Santidad había decidido ampliar la iniciación de Vajrayoguini a las personas que quisieran tomarla y que como yo había sido uno de los primeros en solicitarla, podía acceder a ella. Estaba completamente fuera de mí. Sin perder un minuto, me puse a hacer los preparativos para la iniciación. Tenía que compaginar el trabajo con una semana de preparación, pero hasta eso se arregló sin problemas. Tuve la oportunidad de cambiar, justo en ese momento, mi horrible trabajo de abogado por el de profesor de meditación y filosofía en la primera formación reglada de instrucción en yoga. Eso significaba, entre otras cosas, que dispondría de unos días de vacaciones antes de comenzar el nuevo trabajo y facilitaba los preparativos para la tan ansiada iniciación. El universo se ordenaba para aquel evento. Mi mujer estaba embarazada. Mi vida iba a transformarse en breve. Había que aprovechar el momento. De hecho, unos meses más tarde no pude participar en las prácticas que preparaban para el retiro de aproximación al mandala corporal de la yoguini, unas técnicas que descubrí por mí mismo a través de los libros, que ahora me revelaban todos sus misterios de forma clara y comprensible. La práctica de la yoguini resultó ser la parte externa y de autogeneración de un yoga conocido como el fuego interno (*tummo*).

En los círculos de practicantes de Vajrayoguini de Barcelona se repetía la *sadhana* de forma litúrgica. Había participado en alguna ocasión de estas prácticas budistas, pero me recordaron a una misa, solo que en la liturgia budista eran las mujeres las que la dirigían y el tema eran esas extrañas historias de las *dakini* que comían carne y bebían alcohol, cosa que los fieles repetían tímidamente tocando el licor con un dedito de la mano izquierda. Aquellas mujeres también ejecutaban los gestos con las manos *—mudra—* con mucha pericia. Era un mundo extraño y desconocido. Los tibetanos no estaban tan encima de los practicantes como en el grupo que había conocido, así que me convertí en un autodidacta y practicante solitario. Solo con la yoguini. Llegué a amarla con pasión. Sentí que la Madre Divina se transformaba en aquella diosa sombría y ardiente del subconsciente, pasaba de ser una anciana sabia a una criatura infernal, diosa, vampira, esclava, una figura tremendamente lúbrica.

La *sadhana* comienza con el voto del *Bodhisattva*, la toma de refugio y la generación de la mente de la iluminación. Después se recita el mantra de cien sílabas de Vajrasattva, el Buda blanco, que purifica el cuerpo y la mente de todos los oscurecimientos y de todo el karma. Tras la recitación del mantra purificador, se realiza el Gurú Yoga, un tipo de visualización en la que veía a mi maestra transfigurarse en la divinidad esencial de la práctica, un Buda rojo que representa la Palabra de todos los Budas. Esta divinidad se encuentra en el mismo corazón de la yoguini y es la forma que adopta la sílaba *VAM*. Es una divinidad que se puede ver con forma de un Buda rojo o simplemente como dicha sílaba de un color rojo luminoso. Después aparece Vajrayoguini, que descuartiza imaginariamente el cuerpo del practicante y deja un vacío del que surge la sílaba semilla *VAM*. Alrededor de esta sílaba, el practicante visualiza el mantra de treinta y dos sílabas de Vajrayoguini en su corazón, inscrito en una estrella de seis puntas. Así se representa la esencia de la diosa, para, a continuación, autogenerarse en la Diosa. La *sadhana* dice así:

> Inmediatamente aparezco como Vajrayoguini, de pie, sobre un disco solar y las deidades Kalaratri (el dios del tiempo negro) y Bhairava (el dios Shiva colérico de color rojo). Sostengo al Buda Vairochana, señor de mi familia, sobre mi cabeza. Mi color es rojo brillante y mis tres ojos miran hacia el reino de Kechari. Llevo un cuchillo *kartari* (de descuartizar) en la mano derecha y una *kapala* (parte superior del cráneo) llena de sangre en la izquierda, de la cual bebo. Y apoyado en el hombro izquierdo una *vajrakatanga* (un bastón de renunciante con un cráneo), con un *vajra* (un rayo) y un *dhamaru* (tambor de Shiva). Mi larga cabellera negra está coronada con cinco calaveras. Llevo una guirnalda de cincuenta cráneos recién cortados y cinco *Mudras* de hueso (adornos de las cinco familias de los Budas del *Bardo*). Estoy de pie con la pierna derecha doblada y la pierna izquierda estirada. Y juego con las llamas del *Jñâna* (conocimiento divino) en un estado de profundo éxtasis.

Este es el proceso de autogeneración de la deidad. Después, el practicante recita un número determinado de veces el mantra de Vajrayoguini. Cierra la *sadhana* una oración de dedicación de los méritos alcanzados a la gran iluminación de todos los seres. Esta práctica aparentemente parece una más o menos compleja visualización, con oraciones, mantras y gestos-*mudra*, pero es en verdad una práctica yóguica mucho más profunda. Solo el practicante que domina la autogeneración puede realizar el yoga de consumación. Este yoga consiste en activar los distintos tipos de vientos internos, calentarlos, dirigirlos a través de los canales y hacer gotear con ellos las misteriosas gotas o *bindus* que se encuentran en el centro de los chakras, según la detallada anatomía sutil descrita en los Tantras, y con las que se supone que trabajaba el *hatha-yogi.*

Una vez el practicante se ha autogenerado como la divina Vajrayoguini con el aspecto detallado en la *sadhana*, comienza a trabajar con el *prânâyâma*,[22] es decir, con las técnicas de activación de los vientos internos. Traga aire y presiona la barbilla con el cuello, a la vez que traga saliva y empuja el aire y la saliva hacia abajo, concretamente hasta un punto situado tres dedos por debajo del ombligo. Entonces hace una presión en el perineo, empujando el viento descendente en sentido inverso y mezcla tres cuartas partes del aire, inhalado con una cuarta parte de viento descendente. Esto es mezclar *prâna*, «viento ascendente», con *apana*, «viento descendente», algo sobre lo que se insiste a menudo en los textos de *Hatha yoga*. Una vez que siente la mezcla en el interior a la altura del ombligo, el practicante presiona el abdomen, empujándolo hacia la espalda para calentar la mezcla. Activa el viento denominado *samana*, «viento que calienta». Este es el sentido y objetivo de los tres cierres o *bandha* típicos del *hatha yoga*. Así, la mezcla se calienta por la presión abdominal. El practicante puede mover el abdomen en círculos, como si la removiese. Y una vez siente la mezcla calentada en la parte posterior de la espalda, visualiza una llama en el centro del canal central que asciende por la columna vertebral y comienza la respiración de fuelle, como si atizase el fuego de la llama con un fuelle. Este tipo de respiración es conocida en el mundo del *hatha yoga* con el nombre de *bhastrika*. El practicante visualiza como con la respiración de fuelle la llama se estira y asciende por la columna vertebral hasta llegar a la cabeza. Se supone que la llama produce un gran calor en todo el cuerpo y cuando llega a la cabeza, el yogui entra en un estado de embriaguez extática.

Esta técnica conocida como «el fuego interno» no es otra cosa que una práctica de alquimia interior, basada en la respiración y el calor que generan determinadas técnicas combinadas con visualizaciones. Se aproxima mucho a las prácticas chinas de *Neidan*, técnicas esotéricas practicadas por los inmortales taoístas de los que se cuentan historias similares a los *Nath-yogis* y *Mahasiddha* del *hatha yoga* y del tantra budista. En esta alquimia interior encuentran su sentido algunas prácticas propias del *hatha yoga* y del tantra. Algunas de estas cosas se utilizan hoy en día en distintas clases de gimnasia, como los aburridísimos hipopresivos que se han puesto muy de moda. Es una gran suerte que los modernos yoguis hayan encontrado alguna utilidad a estas ancestrales prácticas de alquimia interna, que en el pasado intentaban conducir al yogui a estados de éxtasis donde poder dejar suspendida su mente y sondear la realidad más allá de ella.

La *sadhana* de Vajrayoguini es una práctica relacionada con el fuego de la famosa Kundalini, la serpiente que permanece enroscada en la base de la columna, alrededor del Svayambhu-linga. Es un legado de aquellos antiguos yoguis tántricos cuya intención era despertar de la ignorancia, atizando el fuego de la serpiente que atravesaba en su ascenso todos los chakras emitiendo diversos sonidos, similares a mantras semilla, sílabas básicas como el sonido *om* de los hindúes o la sílaba *hum* de los budistas. Cada sonido se corresponde con un elemento. Primero el sonido del elemento tierra, después el sonido del elemento agua, luego el sonido del elemento fuego, sigue el sonido del aire en el corazón, luego el sonido del espacio en la garganta y, por fin, el sonido del poder mental en la frente. El yogui despertaba a una nueva sabiduría cuando el fuego de la serpiente llegaba a tocar su frente y abría el tercer ojo que permite un tipo diferente de visión, la visión clarividente de los colores de todas las transformaciones producidas por la alquimia interior.

Los maestros del budismo tántrico, conocedores de estas técnicas, también estaban muy interesados por la metafísica de hondo calado sobre la no dualidad y la vacuidad. Así que vincularon el proceso alquímico interior a su complicadísimo sistema metafísico, lo que hizo que algunas prácticas fueran muy difíciles de representar. Los budistas siempre han tenido tendencia a perder de vista la realidad. Tienen una muy profunda y detallada psicología. Su estudio de la mente es uno de los más exhaustivos. Pero les resulta difícil ofrecer una aplicación práctica de las técnicas contemplativas y meditativas. Algunas de sus meditaciones son tan complejas y abstractas que llevan a los practicantes a tirar la toalla.

El rey de los Tantras del canon budista es el Tantra de Sri Kalachakra, el Señor de la Rueda del Tiempo. Hay quien considera la tradición de Kalachakra una religión distinta al budismo, pues es una mezcla sincrética de doctrinas budistas e hindúes. El texto principal de esta tradición se perdió. Sobrevive una versión abreviada del Tantra y un extenso comentario, ambos en sánscrito. Está datado en el siglo XI. Esta religión enlaza con la tradición hindú sobre Kalki, último avatar de Vishnu,[23] rey de Shambhala (la Ciudad de los Sabios iluminados) y su lucha al final de los tiempos contra los enemigos del *Dharma*. Sri Kalachakra, divinidad adorada en Shambhala, tiene un fabuloso mandala que representa el Palacio Celestial del Señor de los Tiempos sobre el monte Meru, en el centro del mundo, rodeado de siete continentes o círculos de tiempo. Es un mandala con un número muy grande de divinidades y tremendamente complejo, pues pretende ser una enciclopedia gráfica. Los monjes se pasaban años desentrañando los misterios y conocimientos encerrados en el mandala de Kalachakra.

El XIV dalái lama, rompiendo con las resistencias de una importante corriente que pretendía conservar la pureza de las prácticas tradicionales de su Orden, a la que incluso suscribían algunos de sus preceptores y maestros, decidió prohibir la práctica del Protector del *Dharma* Dorje Shugden, propia de la Orden, y recuperar otras. De entre las que recuperó destaca la religión de Kalachakra, que había sido mantenida por una escuela considerada herética por la mayoría de los linajes tibetanos. Una aventura arriesgada que le costó las deserciones de importantes y carismáticos lamas, muchos de ellos afincados en Europa y América, desde donde incluso llegaron a oponerse frontalmente al dalái lama y formaron sus propias corrientes budistas. El dalái lama se lanzó a una frenética divulgación del Tantra de Kalachakra, principalmente por medio de grandes festivales donde se otorgaban las iniciaciones y bendiciones masivas de esta deidad demoníaca. Los monjes realizaban el dibujo del gran mandala con arena de colores, que al final de los rituales se deshacía y lanzaban la tierra al mar. El dalái lama, durante buena parte de su reinado en el exilio, otorgó una iniciación de Kalachakra casi cada año en alguna gran ciudad del mundo.

El mandala contiene la deidad Sri Kalachakra, de la familia de los Budas que otorgan la paz y destruyen la cólera. Es uno de los demonios que aparece en el noveno día del *Bardo*. El plan del dalái lama era luchar por la paz en el mundo por medio de este gran festival. Fueron sus deidades oraculares las que le guiaron en su decisión de prohibir las prácticas del Protector del *Dharma* Dorje Shugden y potenciar otras, en especial la de Sri Kalachakra. Nunca conoceremos en todo su alcance el efecto y verdadero sentido de esta decisión del dalái lama y su extraño interés por impartir de forma multitudinaria la iniciación a una de las prácticas más complejas del budismo. Muy pocos de los miles de iniciados la comprenden. La densidad del mandala es objeto de extensos e intensos estudios por parte de los monjes más eruditos de la tierra.

Tenía yo desde hacía algunos años un gran interés por el mandala de Kalachakra. En Barcelona pude ver la elaboración del mandala de arena cuando S. S. el dalái lama llegó para impartir la iniciación, de la que no tomé parte porque en aquel momento todavía estaba en la Escuela Rosacruz. Pero mi interés se incrementó aún más con mi paso por la Sociedad Teosófica, tras el estudio de *La Doctrina Secreta*, una obra fundamental de H.P. Blavatsky.

Esta obra está escrita como un comentario a un breve texto que muchos consideran imaginario, el *Libro de Dzyan* o de *Dhyân*, que en sánscrito significa «meditación», que es el objetivo del yoga y una de las prácticas fundamentales del camino budista. El *Libro de Dzyan*, según Blavatsky, sería el primer volumen de los comentarios a los libros secretos de *Kiu-te*, tal como explica en el sexto volumen de *La Doctrina Secreta*. El término *Kiu-te* fue identificado con el término tibetano *rgyud-sde*, que significa división (*sde*) de los Tantras (*rgyud*) del canon budista, también conocido como el *Kangyur*. Los Tantras son escrituras esotéricas que en tiempos de Blavatsky permanecían ocultas. El primer volumen del *Kangyur* tibetano es el *Tantra de Kalachakra* escrito en sánscrito, que no ha sido traducido a las lenguas occidentales, por lo que Blavatsky no pudo leer ninguna traducción. Sin embargo, los comentarios al *Tantra de Kalachakra* contienen algunas importantes analogías con *La Doctrina Secreta*. Los fragmentos del *Libro de Dzyan* podrían proceder de la versión extensa del *Tantra de Kalachakra* que no se ha conservado, pero que Blavatsky habría podido examinar en un estado de clarividencia.

Rudolf Steiner fue muy crítico con Blavatsky y con el libro *La Doctrina Secreta*, del que le recriminaba las importantes referencias a la filosofía oriental. Llegó a afirmar que la autora, al final de su vida, había sido secuestrada por una oscura logia oriental, lo que explicaba el giro de la Teosofía hacia un orientalismo excesivo. Pero esto no fue así al principio. Steiner, gran conocedor de la obra de Blavatsky, le había profesado admiración y su trabajo no está exento de las influencias de *La Doctrina Secreta*, del que *Ciencia Oculta* es una versión modelada según sus preferencias cristianas y rosacrucianas. Se produjo así una paradoja peculiar: que la pretendida «Ciencia Oculta» cristiana y el «Concepto Rosacruz del Cosmos» de Max Heindel tendrían su origen en el rey de los Tantras budistas, el *Tantra de Kalachakra*.

Poco después de mi afiliación a la Sociedad Teosófica, participé en un Congreso sobre Esoterismo Occidental en Lisboa con una ponencia en donde expuse los paralelismos entre *La Doctrina Secreta* y el *Tantra* y la tradición de Kalachakra. Los rosacruces que estudiaban y comentaban *La Doctrina Secreta* se aproximaban, ignorándolo, al misterioso universo del Glorioso Kalachakra y su divino país, Shambhala. No era nuevo para mí el nombre de aquel país legendario y maravilloso. Los fundadores de la Escuela Rosacruz habían escrito un hermoso libro, *La Fraternidad de Shambhala*, que había sido uno de mis libros de cabecera. Se hablaba allí de los misteriosos accesos al reino de Shambhala en el medio del desierto de Gobi, idea que procedía de *La Doctrina Secreta* de Madame Blavatsky.

Me resultaba evidente la procedencia de aquel mito sobre la ciudadela de los dioses —Shambhala—, que tan próximo e íntimo sentía: el *Tantra de Kalachakra*. Esto habría escandalizado, con toda seguridad a los rosacruces, incapaces de admitir el verdadero origen de sus creencias. El Señor del mandala, divinidad central en el país de Shambhala, era un tremendo demonio negro con cuatro caras que miran a las cuatro direcciones, con su pierna derecha roja y su pierna izquierda blanca y con veinticuatro brazos de color azul, rojo y blanco, que copula con una yoguini terrorífica amarilla de ocho brazos con los que sostiene cráneos llenos de sangre, cuchillos de descuartizar, etc. Esto desmontaba completamente la idílica imagen del paradisíaco y luminoso país de Shambhala, o más bien, le daba nuevas perspectivas.

Conseguir la iniciación de Sri Kalachakra se convirtió en una de mis principales prioridades. Me preparé a conciencia, leí un libro que explicaba con detalle cada paso de la iniciación, así que sabía lo que iba a suceder en cada momento. Fue una experiencia maravillosa. No la recibí del dalái lama, que por motivos de salud se había visto obligado a suspender sus apariciones públicas. La recibí de aquel gran lama que me había otorgado la iniciación de Vajrayoguini. Pero tuve que viajar a Bruselas, ciudad elegida para el festival.

Ni corto ni perezoso me alojé en un hotel cercano al lugar donde se iba a realizar el evento, un enorme recinto con capacidad para albergar a unas tres mil quinientas personas. En el centro habían instalado el escenario para la iniciación, con el trono para el gran lama y una representación del mandala. El lugar era un poco desangelado y frío, pero incluso así la experiencia fue sublime.

El primer día iba un poco perdido. Miles de tibetanos en el exilio se habían dado cita para celebrar lo que para ellos era un festival religioso más, similar a la Semana Santa sevillana para los españoles. Una de las cosas más sorprendentes fue que los propios tibetanos no entendían demasiado bien la dimensión del tantra. Es más, no entendían la lengua de los lamas. Esto revelaba el abismo que debía existir en el Tíbet entre el mundo de los religiosos y el resto del pueblo.

Al día siguiente comenzaron los rituales preparativos de la iniciación. El lama apareció vestido con ropas brillantes y de vivos colores y de vez en cuando se ponía algo similar a una peluca con largas trenzas negras y un moño de varias alturas, lleno de joyas y coronas. El lama iba haciendo los preparativos sin preocuparse en absoluto de lo que estaba haciendo el resto de la gente. Mientras tanto, unos comían, otros hacían relaciones sociales, unos pocos, mayoritariamente occidentales, asistían atentos a los actos del lama, sin entender demasiado, pero aprovechando para meditar, recitar sus mantras o simplemente observar. De pronto comencé a percibir claramente cómo el lama estaba desplegando el mandala. Sentía una extraña vibración a mi alrededor. En ese momento me puse a recitar los mantras de Vajrayoguini, que acudió en el acto. De la mano de mi divina compañera, tuve la sensación de que volaba por las dimensiones del mundo mental desplegado por el lama y aquel fabuloso mandala, que había dejado de ser un símbolo para convertirse en una realidad vibrante, sostenida por aquel gran *Bodhisattva*. Las iniciaciones del Kalachakra son once. La última culminaba con los Budas de las cinco direcciones, los cinco Dhyâni-buddhas que constituyen la base del mandala. Todas mis intuiciones quedaban confirmadas. Penetraba en los misterios del budismo tántrico.

La noche siguiente, todavía en el hotel de Bruselas, tuve una profunda sensación de paz, como nunca antes. En este estado de gran paz mental y de tranquilidad, me acerqué a una experiencia de éxtasis. Una inmensa sensibilidad a flor de piel me producía la impresión de que mi mente se volvía ilimitada. Pero de pronto me pregunté cómo iba a poder sostener esto cuando regresara a casa. Hacía poco, había sido padre de una niña preciosa, pero la situación familiar era tensa. La maternidad había afectado las condiciones laborales de mi mujer, que ya no se encontraba a gusto en su trabajo. En casa había de todo menos paz. Para sorpresa mía, cuando regresé a Barcelona pude ver cómo las cosas, misteriosamente, iban reorganizándose y cómo volvía de nuevo la armonía al hogar.

Kalachakra es sin duda la verdadera puerta a la Ciudadela de la Paz, la Jerusalén oriental, Shambhala, allí donde gobierna la dinastía Kalki, los reyes del *Dharma*. Esta suprema sabiduría permite a todo ser humano alcanzar el siguiente estado de desarrollo hacia la auténtica humanidad: la naturaleza Búdica. Un Buda tiene el poder de una mente oceánica, ilimitada y profunda, el estado hacia el que tiene que evolucionar todo ser humano. Los Hijos de la Voluntad y del Yoga, como llamaban los rosacruces a los habitantes de Shambhala, y así también los había llamado H.P. Blavatsky en *La Doctrina Secreta*, ya no eran un ideal inalcanzable. Ahora las puertas de aquel país se me abrían de par en par. La suprema voluntad, que expresa el pensar y el sentir superior de una mente pura e iluminada.

La mente búdica, señal de una humanidad que ha desarrollado todo su potencial anímico y espiritual, está representada en el budismo tántrico por la imagen del Buda histórico, el Buda Sakyamuni, rodeado de otros Budas y *Bodhisattvas* o «Hijos de Buda», como son nombrados en los textos antiguos. Todos ellos simbolizan distintos aspectos de la mente búdica y pueden constituir un camino completo hacia la realización de esa poderosa mente.

El principal *Bodhisattva* es Avalokiteshvara, que representa la compasión profunda de la mente búdica. Le sigue el *Bodhisattva* Manjusri, que simboliza la sabiduría del conocimiento de la verdadera naturaleza de las cosas, la vacuidad. Tara blanca es una lágrima del Buda de la compasión, representa el aspecto protector y maternal de la compasión, mientras que Tara verde simboliza la protección que permite todos los logros. Los Protectores del *Dharma* son distintas fuerzas de la voluntad de la mente búdica que eliminan todos los obstáculos de aquellos que se acercan a ellos. El Buda Maestro de la Medicina es el gran purificador de la Tierra Pura de la Gema de Lapislázuli, desde donde cura todas las enfermedades e impurezas. Todas estas divinidades, junto a Vajrayoguini, Kalachakra, los cinco Dhyâni-buddhas, etc., constituyen las distintas cualidades espirituales de la mente universal del Buda. La iniciación de cualquiera de estas deidades supone el comienzo de la construcción de la mente búdica, aunque un exceso de iniciaciones, cuando no hay una verdadera comprensión del sentido de todo ello, parece más una distracción y dispersión, que un verdadero camino de realización.

Inicialmente no comprendía estas cosas, pero tomé las distintas iniciaciones por pura intuición, sin medir demasiado sus efectos. En mi periplo iniciático, al que no le faltó frenesí, exploré todo lo que me salió al paso de aquella forma extraña y misteriosa de budismo. Tomé primero la iniciación del Buda de la Medicina. Luego, la de Tara blanca. Más tarde, la iniciación de Avalokiteshvara, el Buda de la compasión, que coincidió con el encuentro que ya he comentado con el gran maestro budista Thich-Nhat-Hanh. También tomé la iniciación del Gurú Vajrasattva y de los tres protectores Vajrapani, Hayagriva y Garuda. Junto con la iniciación de Vajrayoguini, tomé la iniciación de Sri Chakrasamvara, el Señor de la Rueda del Gozo, uno de los Tantras más importantes del budismo y en la misma ocasión, la iniciación de Manjursi, a la que me acompañó mi hermana. Un año más tarde, la de Vajrakilaya, un protector del *Dharma* y, un mes después, las bendiciones e iniciación de Sri Kalachakra. ¡Todavía acompañé a algunos amigos más a recibir la iniciación conjunta de los tres grandes *Bodhisattvas* Avalokiteshvara, Manjursi y Vajrapani! Mi última iniciación fue recientemente, la de Ganapati rojo, el dios con cabeza de elefante, que pertenece a la tradición de los Tantras dorados.

En la India moderna el tantra fue marginado por el hinduismo, pues era un tipo de religiosidad que si bien había transformado muchas de las esferas de la vida religiosa del hinduismo, su filosofía y objetivos no fueron del todo comprendidos por el puritanismo brahmánico dominante y mucho menos por los británicos, por lo que quedó relegado a un tipo de superstición popular, característica de personas de las castas inferiores o de poca cultura. Brujos y hechiceros, ascetas terribles que deambulaban por cementerios, leyendas de diosas demoníacas y vampiras, rituales oscuros, prácticas sexuales y ruptura de todas las reglas, eso era lo que los indios veían en los adeptos del tantra, que acostumbraban a llevar una *katanga* o bastón con una calavera, como llevaban aquellos condenados por el mayor pecado que un hindú puede cometer, matar a un brahmán. Estos eran los adoradores de las formas más espantosas de Shiva, Bhairava el iracundo, Mahakala señor del tiempo, Rudra el rugidor. Sin embargo, los ritos tántricos se habían conservado en su antigua pureza en el budismo, donde todas las deidades demoníacas y terroríficas habían pasado por una supuesta «conversión» al budismo y por tanto, pese a su aspecto feroz, eran grandes benefactores y protectores de aquellos que decidían seguir el camino budista. No quedó rastro de los rituales de autogeneración de las deidades infernales del tantra hindú, aunque se han conservado muchos textos. Sin embargo, estas prácticas sí conservaron su vitalidad en el seno del budismo tibetano. Fueron revisadas por los grandes lamas, que siguieron explorando los caminos del mantra y de las fuerzas que el yoga desata en el practicante de las disciplinas o *sadhanas* tántricas.

Cuando concluyó mi atracón iniciático, comencé a trabajar con las prácticas de mi muy amada diosa Vajrayoguini y también con el magnífico mandala de Sri Kalachakra, que durante años fueron las prácticas centrales de mi trabajo espiritual y meditativo. Todas las mañanas, sin excepción, comenzaba el día con la *sadhana* de Kalachakra y seguía con la *sadhana* de Vajrayoguini, en la creencia de que la repetición de las visualizaciones, la autogeneración y los mantras me conduciría a las orillas de aquella mente poderosa propia de un Buda. Había visto el poder de los grandes lamas cuando desplegaban espacios mentales que podían percibir con claridad personas que hubieran cultivado una cierta sensibilidad. Sin embargo, todo esto me planteaba una gran contradicción.

Los grandes lamas eran personas completamente consagradas a las prácticas espirituales. Desde que se levantan hasta que se acuestan y tal vez durante el sueño, repiten sus mantras, visualizaciones y *sadhanas*. Cuando no están impartiendo grandes iniciaciones o dirigiendo maratones de oración, tienen miles de discípulos por todo el mundo que apoyan y refuerzan su trabajo espiritual. Esto no era posible para un padre de familia como yo, formado en un país con una cultura donde se educa en principios como la libertad o la igualdad, con una presencia cada vez mayor de la mujer en todos los ámbitos de la vida. Aunque todavía no se puede hablar de igualdad plena, la presencia femenina está transformando muchas formas tradicionales de proceder marcadas por un fuerte patriarcalismo, del que la organización monástica de los lamas es un claro ejemplo. Ni la vida de un gran lama me interesaba, ni me la podía permitir. Como padre de familia, no podía hacer un retiro de tres años y tres meses, una práctica de la que se habla con frecuencia en el budismo tántrico, y de la que se supone que uno sale renovado. No conocía personalmente a nadie que hubiera pasado por semejante hazaña, pero creía que un retiro así debía dejar una profunda huella en la mente del practicante. A los efectos de autogeneración, si se ha recitado millones de veces un mantra, fácil es imaginar que aquella persona se identifique más con la deidad objeto de la práctica que consigo mismo. Pero, en cualquier caso, esta vía, que parece la central en el budismo tántrico, quedaba descartada. ¿Qué sentido tenía para mí seguir practicando todo esto? Debía tener otro significado.

Y allí estaba Carl Gustav Jung, recordándome que la autorrealización del inconsciente pasa por desvelar aquellos aspectos oscuros que conforman nuestra libido. Uno solo puede alcanzar una plenitud a un nivel psíquico integrando aquellos aspectos oscuros u ocultos de la mente. Entendiendo la mente como lo hacen los orientales, que no la limitan a las funciones desplegadas por el cerebro, sino que la conciben como una sustancia que impregna y dirige todo lo interno y lo externo, incluido, cómo no, el cuerpo humano y su aliento vital. Trabajar con demonios sedientos de sangre y en actitud airada, que además adoptan poses lujuriosas, permite explorar la psique humana en aquellas dimensiones que normalmente tendemos a ocultar o que nos avergüenzan, como son las fantasías eróticas y violentas que muchas veces inclinan a las personas a ciertos hábitos y acciones de las que luego es difícil sustraerse.

El tantra me permitía explorar este universo radical emanado de dos componentes vitales: la sangre y el semen como origen de la ira y la pasión. Estos son dos constitutivos que es preciso explorar, comprender e integrar, pues desvelan una mente primaria y ancestral, que se esconde en las ciénagas del subconsciente y nos lleva a actuar muchas veces de forma degradante y autodestructiva. Trabajar con deidades airadas y lujuriosas podía ser útil para explorar esta mente primaria y ancestral como una imaginación activa[24] o un sueño. Jung había hablado de la sombra y la *sizigia* como arquetipos de transformación; el primero son los contenidos reprimidos de consciencia, cosas, principalmente, relacionadas con el sexo y la violencia, de las que la gente se avergüenza o que no están bien vistas en la sociedad humana y que, por ello, se ocultan y reprimen. La *sizigia* la conforman los gemelos *animus* y *anima*. Supuestamente, los hombres tienen un arquetipo femenino *anima* y las mujeres, uno masculino *animus*. Se trata de la forma que adopta la libido. El hombre busca la plenitud intentando realizar su *anima* y la mujer hace lo mismo intentando realizar su *animus*. Los maestros orientales asociaban esto con otro elemento fundamental y muy explorado por la psicología moderna, el vínculo con el padre y con la madre. En el *Bardo Thödol* se dice que un ser humano en el proceso de transmigración se ve forzado a entrar en un útero en el momento en que sus padres están copulando. El sexo lo determinará la dualidad de la atracción y el rechazo, que son los lazos básicos que establece el ser humano con el mundo y sus objetos. Atracción, dicen, hacia la madre y rechazo del padre determinará que esta persona nazca como hombre, o atracción por el padre y rechazo por la madre, lo que le convertiría en una mujer. Esto explicaría el «complejo de Edipo» freudiano. Padre/madre, *animus/anima* dejan una impronta en la mente oculta y como el dios marino Proteo, que era difícil de capturar porque cambiaba constantemente de forma, así los arquetipos del inconsciente cambian de forma en los sueños, e incluso se mezclan entre sí. ¿Qué podía ser sino la diosa Vajrayoguini? Sin duda, una mezcla del *anima* con la sombra, una diosa demonio exuberante, joven y bella, seductora pero terrorífica, capaz de concederme mis más perversos deseos. Como muchos dioses de la antigüedad, esclava de los magos que podían apresarla con palabras mágicas y sortilegios.

Kalachakra y Vajrayoguini fueron, como el Virgilio de la *Divina Comedia*, compañeros en mi descenso a los infiernos. Allí dormían las fantasías más descabelladas y lúbricas que, al ser despertadas, avivaron al dragón oculto en mi interior. Este es el dragón al que la religión siempre se ha empeñado en combatir, mostrando que el único antídoto capaz de destruirlo es la catarsis o la purificación. Tuve que asumir y comprender la naturaleza de mis fantasías, aunque no pudiera conocer su origen, porque algunas de ellas eran tan atávicas y primitivas como la raza humana.

Poco a poco comenzaba a comprender que las prácticas no son más que un instrumento. Ninguna puede conducir por sí misma a la liberación. Lo único que nos permite aproximarnos a la realización de la mente universal búdica es cubrir todas las etapas de autoconocimiento de los tres centros vitales y de conciencia: el corazón, centro de la compasión purificadora; el vientre, sede de la libido que nos une con nuestros ancestros del pasado; y la cabeza, el centro más difícil de conquistar, pues nos une con el espacio ilimitado, que solo se alcanza con la paz y la quietud.

# 12

# LOS CAMINOS DEL ÉXTASIS

Llevaba algunos años repitiendo las *sadhanas* de las deidades budistas Kalachakra y Vajrayoguini. Pude experimentar, gracias a mis conocimientos de *hatha yoga* aplicados a estos rituales, nuevas sensaciones que cambiaban el estado de mi mente. Pero seguía faltando algo. Los lamas repiten miles de veces al día los mantras de las deidades y hacen largos retiros para conseguir una perfecta identificación con las deidades. Era frustrante pensar que solo podía aspirar a una práctica incompleta o insuficiente y que la iluminación estaba fuera de alcance. Los rosacruces esperaban una iluminación que no llegaba nunca, para los teósofos era cuestión de largos períodos de tiempo y numerosas encarnaciones. Al final, llegué a la conclusión de que la iluminación tenía que ser algo natural como la vida misma, al alcance de todo el mundo, en cualquier momento. Tal vez el problema era que no se tocaban los resortes adecuados.

Cuando conocí el ritual Kula del tantrismo clásico, comprendí que la unión con la divinidad que buscaban los yoguis produce un estado de éxtasis que no se puede comparar con nada. Los místicos se aventuraron a describir estos estados de unificación por medio de la poesía, que era un pálido reflejo de lo que habían sentido y experimentado; solo la poesía podía acercarse a una descripción más o menos aproximada de lo que se vive en una experiencia de unificación como esa. Unirse a Dios no siempre fue bien visto, ni por la Iglesia en la época en que su influencia y control traspasaba el ámbito religioso, ni por la ciencia que es autoridad en nuestros días. La poesía, en cambio, se tolera, es una «libertad» que adorna la cultura, puede uno disfrutar de su belleza, de sus efectos sonoros, aunque cosa bien distinta es aceptar que el poeta haya podido unirse con Dios. No dudaba de que el éxtasis místico produjera una experiencia placentera. Aunque cuestionaba que tuviera su origen en la unión con Dios. Si el éxtasis místico no tenía su origen en la unión con Dios, como creían los antiguos, ¿de dónde procede aquel éxtasis místico del que tanto hablaron los poetas?, ¿qué es lo que realmente lo produce? Algunas tradiciones espirituales del lejano Oriente parecían ofrecer una respuesta. Eran básicamente tres: el tantra, el *hatha yoga* clásico y la alquimia interna de los taoístas. Todas, de forma más o menos velada, explicaban los caminos para alcanzar el éxtasis místico.

El ritual Kula, como he mencionado en el capítulo anterior, es una de las formas más antiguas de tantrismo. En él, los practicantes —un hombre y una mujer—, a través de los mantras del dios Shiva y de la diosa Shakti, entraban en un trance en donde eran poseídos por los espíritus de estas divinidades. Generaban luego calor interno a través de las prácticas de *hatha yoga*, despertando así la energía *kundalini*, un intenso calor divino que recorría la espalda y se propagaba por todo el cuerpo. Finalmente, entraban en un círculo mágico, el mandala, donde se unían sexualmente, identificados por completo con aquellos dioses.

El tantra budista también tiene por objeto lograr identificarse con una divinidad y crear así lo que denominan su «cuerpo ilusorio» o imaginado. Los filósofos budistas llaman a este proceso yoga de generación de la deidad, que procedía del antiquísimo y chamánico ritual Kula. Si una persona dedica a esta práctica todas las horas necesarias, esto es, un retiro de tres años y tres meses en el que repite sin parar el mantra de la divinidad y seis veces al día realiza la *sadhana* —tres veces durante el estado de vigilia, y otras tres en estado de sueño lúcido—, finalmente conseguirá identificarse completamente con la divinidad. Tal como he dicho, estas prácticas eran para mí imposibles. Era necesario adaptarlas a las posibilidades y circunstancias del tiempo en que vivía. Los practicantes de tantra antiguo modificaron a su concreta situación aquellos complejos y onerosos rituales que solo nobles y reyes se podían permitir. Por lo que adaptar los ritos tántricos a mis circunstancias no era tan descabellado, pero sí era preciso comprender muy bien el sentido de la práctica, y sobre qué partes de la mente y del cuerpo sutil actuaban.

En el tantra budista también existen prácticas de fuego interno que lo distribuyen por todo el cuerpo. Se trata del yoga de consumación, similar al *hatha yoga*, cuyo objetivo es igualmente activar el calor en el eje de la espalda y expandirlo por el cuerpo mediante técnicas de respiración y otros ejercicios. Son prácticas muy interesantes desde el punto de vista del yoga moderno, sin embargo, los lamas son muy celosos a la hora de enseñarlas y el acceso a ellas solo es posible a través de algunas publicaciones o de las transmisiones de algunos maestros de tantra, que buscan un fuerte compromiso del discípulo con la práctica. Algunos maestros tibetanos han divulgado o dado instrucción de sucedáneos de estos yogas, pero de forma muy fragmentada e incompleta, por lo que es difícil reconstruir el yoga de consumación en su integridad. Su finalidad es que el cuerpo ilusorio de la deidad, que es solo algo imaginario, pueda convertirse en una realidad, dado que el practicante no solo se identifica mentalmente con la divinidad sino que genera un gran calor interno por todo su cuerpo, como si realmente fuera esa divinidad en un estado de gran gozo y con la mente completamente expandida. Pero la posibilidad de pasar del cuerpo ilusorio a un cuerpo real tal como la describen algunos maestros del tantra, parece pura ciencia ficción. El yoga de consumación intenta alcanzar el cuerpo real de la divinidad por medio de una serie de ejercicios de respiración y movimiento, combinados con algunas visualizaciones precisas; así, se logra dar al mantra una vibración localizada que produce un efecto psicológico muy real y permite una mayor identificación con la deidad.

Los ejercicios de tantra budista, en lo que al yoga de consumación se refiere, tienen el mismo origen que las antiguas prácticas descritas en los tratados de *Hatha yoga*, donde lo que realmente se buscaba era el ascenso de la energía *kundalini* por la columna vertebral. Algo que a mí no me resultaba muy difícil hacer. Con ayuda de sencillos ejercicios respiratorios, podía hacer ascender una corriente de sensaciones por mi espina dorsal. Sin embargo, creía que cuando los textos de *Hatha yoga* y los Tantras hablaban de este «ascenso de la *kundalini*» se referían a alguna otra cosa que no especificaban mucho. Y esto que no queda del todo claro era algo que ni los yoguis ni los lamas supieron o quisieron explicar bien. Intuía que en la actualidad se había perdido el sentido de estas prácticas de otra época, en la que tal vez el puritanismo religioso no era tan determinante. Los lamas son monjes, religiosos de la tradición *Mahayana*. Tienen grandes exigencias de pureza y son prácticamente en todos los casos célibes. Los *Hatha-yogis* indios, por su parte, fueron relegados a la marginalidad. El prestigio «científico» y trato privilegiado del que pudieron gozar los filósofos tántricos en la Edad Media, cuando eran eruditos (*pandit*) llamados a las cortes reales para convertirse en asesores espirituales de los grandes reyes y señores de la India, era cosa del pasado. Entonces no eran yoguis iletrados y supersticiosos como en la India colonial y hasta nuestros días, sino grandes teólogos y maestros del tantra y del yoga, que aseguraban tener grandes poderes psíquicos que los convertían en los mejores consejeros de los príncipes.

Descubrí que lo que le faltaba al tantra y al *hatha yoga*, en relación con la fuerza de la *kundalini*, tenía que ver con algunas referencias a prácticas sexuales que se podían encontrar en capítulos residuales de algunos textos clásicos. Estas prácticas de clara manipulación de la energía sexual me colocaron ante un tipo de mística de difícil comprensión y práctica. Por sí mismas tienen un componente misterioso, pero a ello se suma el fuerte rechazo hacia la sexualidad que ha caracterizado siempre a todas las religiones y sociedades del mundo. Las religiones modernas, en su mayoría, se construyeron en oposición a la sexualidad, con la finalidad de depurar la mente de la pulsión sexual, que se asocia a la animalidad. En parte es así. Los que se refugian en la vida religiosa intentan conjurar el tremendo sufrimiento que provoca la sexualidad, al menos lo que comúnmente se entiende por sexualidad. El puritanismo religioso ha sido siempre tremendamente represor y no es exclusivo del cristianismo, del judaísmo o del islamismo. Está presente también en el hinduismo, dominado por la casta de los brahmanes —absolutamente puritanos—, e incluso en el budismo, pues los monjes del Tíbet son célibes y hablan muy veladamente de las prácticas sexuales, a pesar de los expresos contenidos sexuales de muchas de las imágenes que adornan sus templos y que son objeto de culto. Los orientales comprendieron la gran carga erótica que tiene la mente. Esto me llevaba a reflexionar sobre lo intencionada que fue, durante la Edad Media europea, la represión sexual, pues en aquella época se pensaba que Dios era Intelecto puro y que por tanto solo se podía llegar a Él a través de la sublimación de la energía sexual reprimida, forzando a los monjes célibes a estudiar filosofía, derecho y teología, así como las Artes Liberales.

Algunos textos de Tantra budista explican que el cuerpo ilusorio de la deidad puede llegar a convertirse en un cuerpo real utilizando un método denominado «práctica con *mudra*», la culminación de la práctica del *mahamudra*.[25] Aquí, la palabra *mudra* significa «pareja tántrica». En el ritual Kula esto tenía lugar en el tercer momento, cuando los practicantes entraban en el mandala a copular como los dioses en los que se habían convertido, o desde un punto de vista más chamánico y animista, estando completamente poseídos por los espíritus lascivos. La práctica con *mudra* se refiere claramente a una práctica sexual. ¿Cómo es posible que los lamas, que practican un estricto celibato, puedan saber algo de una práctica en pareja? Es cierto que algunos maestros tántricos no son monjes, y son grandes practicantes de budismo, principalmente de la vía del tantra. Es posible que algunos de ellos puedan haber realizado prácticas en pareja. Pero ¿qué tipo de prácticas? Los maestros budistas son muy reservados al respecto. Fue en antiguos textos del Tantra de Cachemira de la ya desaparecida tradición hindú donde encontré las referencias al ritual Kula, que incluía prácticas sexuales muy explícitas. Esos textos me permitieron reconstruir el tantra budista, tan poco claro en esta cuestión, y me abrieron una nueva vía de exploración.

El ritual Kula trataba de unir los fluidos básicos del hombre y la mujer, y ofrecerlos como oblación: la sangre menstrual y el semen. Constituyen los dos principios básicos de toda vida y existencia humana. La sangre sale con dolor y está asociada a la ira, a la cólera y, obviamente, al principio femenino. El semen surge del placer, y lo representa a él tanto como al principio masculino. Ira y placer son las dos fuerzas que sustentan el mundo anímico. La ira es una energía creadora, que puede transformarse rápidamente en violencia y pasar de ser una fuerza creativa a una destructiva, pero si se reconduce, es una energía muy potente que tiene el poder de transportarnos a los más altos niveles de gloria y reconocimiento. En cuanto al placer, se podría afirmar que no buscamos otra cosa en todas las circunstancias de la vida. Así pues, la combinación de ambos, ira y placer, era la más sublime herramienta de realización personal en el tantra Kula.

Todo en la vida responde a una pulsión sexual y tiene como fuente el placer y la ira. El pensamiento es fruto de estos dos componentes. Nuestro cerebro se ha ido desarrollando a lo largo de los siglos a partir de la sublimación de estas dos energías primarias. Ambas fuerzas anímicas se originan en una gota de sangre materna y una de semen paterno que se encuentran y dan lugar a la existencia. Hoy sabemos mucho más sobre el proceso de gestación de un embrión pero, en la antigüedad, cuando no existía la sofisticada tecnología de la ciencia actual, se creía que una gota de sangre roja se mezclaba con una gota de semen o espuma blanca y de allí surgía una vida. Esta unión sucedía en el claustro materno. Pero ¿qué ocurría si la gota de sangre era absorbida por el pene, es decir, si la sangre y el semen se mezclaban en el interior del varón? Las técnicas de absorción están documentadas en los textos tántricos, los de alquimia china y los del *hatha yoga*.

En el *Hatha-yoga-pradîpikâ*, uno de los textos básicos de *Hatha yoga*, leemos:

El yogui que conoce *vajrolî* obtiene el éxito en el yoga aun si actúa a su propio criterio, sin seguir ninguna instrucción indicada por los libros de yoga. Hay dos cosas que se dice no son fáciles de asegurar o mantener: una es la saliva y otra es el control sobre los canales sutiles. Tanto el hombre como la mujer pueden tener éxito en *vajrolî* adquiriendo gradualmente práctica en elevar las secreciones de la zona pélvica por la apropiada contracción y manipulación de los órganos de la pelvis. Se debe con esfuerzo absorber a través del pene una y otra vez pasando el aire hacia el interior de este. El fluido vertido debe ser elevado por la práctica y cuando el fluido comienza a descender debe ser salvado de la destrucción ejerciendo un empuje o presión hacia arriba. Habiendo preservado el semen de este modo el yogui diestro conquista la muerte, ya que derramar el semen provoca la muerte y su conservación prolonga la vida...

Los *Hatha-yogis* realizaban prácticas sexuales de absorción del semen para evitar su derramamiento. Con ello lograban un perfecto dominio de la vida y de la muerte. Un yogui nunca derrama su semen, sino que lo conserva como un preciado tesoro que alarga la vida. Esta técnica es también la base de otra práctica mucho más antigua de origen chino, la alquimia interna, llamada *Neidan*, un camino espiritual desplegado en el ámbito principalmente del taoísmo chino, que tiene como fundamento más básico los sistemas de preservación del semen. El conocimiento de estas técnicas me permitió descubrir aquellas corrientes en las que el éxtasis sexual es una experiencia nuclear asociada con la inmortalidad.

El ideal del *hatha yoga* era el *mahasiddha*, como se llamaba a los grandes maestros del *hatha* que habían alcanzado los más altos niveles de realización. Recordemos que la palabra *mahasiddha* significa «el que posee *siddhi* o poderes mágicos», el «gran mago», es decir, aquel que tiene gran número de poderes como hacerse muy pequeño o muy grande, volar, estar en varios sitios a la vez, volverse invisibles, despertar el amor de alguien o matar, entre otros. Pura ciencia ficción para la mentalidad moderna. Estos magos, además, tenían el poder de la inmortalidad, los *mahasiddha* habían vencido a la muerte.

Los alquimistas chinos explicaban con mucha claridad cómo dirigir la corriente del orgasmo hacia la cabeza y cómo evitar la eyaculación. En el taoísmo existía la leyenda de la existencia de un número determinado de Inmortales, de los cuales siete en particular eran muy famosos y adorados como semidioses, a los que les fueron levantados algunos templos.

Estos Inmortales chinos también tenían grandes poderes y habían alcanzado esta condición de eternidad gracias a la alquimia interior, un complejo sistema de transformación de la energía interna que partía de técnicas de absorción del semen y de la retracción de la eyaculación. Los Inmortales también podían volar gracias al dominio de los dragones o bien montados sobre las nubes. Se habla de ellos en el *Zhuang zi*, el tratado taoísta más antiguo de la historia:

En la remota montaña Gushe habitan hombres espirituales, de piel blanca como la nieve, y por su belleza y dulzura semejantes a una doncella. No se alimentan de los cinco cereales, sino del viento que aspiran y del rocío que beben. Cabalgan nubes, montan voladores dragones y así viajan hasta más allá de los cuatro mares. Fijando su espíritu hacen que los seres no sufran menoscabo, y que maduren las cosechas.

La inmortalidad se convirtió en un estado que los alquimistas chinos aseguraban haber alcanzado. Ser Inmortal era sinónimo de ser sabio, uno de los temas más importantes del pensamiento chino, en torno al cual se despliega toda su filosofía. Algunos alquimistas se presentaban en las cortes de los señores feudales y de los emperadores aspirando a ser consejeros reales. Se cuenta de un emperador que, cuando se presentaba alguno que aseguraba ser inmortal, le pedía que introdujera el pene en una copa de vino para absorber su contenido. Si era capaz de hacerlo, lo admitía como consejero real, pues cabía la posibilidad de que fuera un sabio inmortal versado en alquimia interna.

Inmortales y grandes magos yoguis fueron retratados en leyendas que se desarrollaron en forma paralela tanto en la China como en la India y que estaban relacionadas con las prácticas de manipulación de la energía sexual, cuya finalidad era la de producir el éxtasis. Estas son algunas de las vías del éxtasis que están documentadas en el mundo oriental. Fueron desplegadas en el más estricto secreto y divulgadas en textos destinados a pequeños grupos de adeptos, por lo que han llegado hasta nuestros días muy mutiladas y seguramente incompletas. El contexto y las formas de pensar que propiciaron estas prácticas se han perdido, pero de todas formas creía que de todo esto se podía extraer algo aplicable al mundo moderno. Desprovistas de su envoltura mitológica y religiosa, estas técnicas encerraban algunas verdades que podía analizar y, quizá, rescatar de aquellas oscuras y confusas épocas.

Los místicos occidentales también experimentaron el placer producido por el éxtasis, pero seguramente no supieron cómo explicarlo. Los chinos y los yoguis de la India comprendieron que la energía sexual tenía mucho que ver con los estados de conciencia, pues la mente es un órgano desarrollado gracias a la sublimación de la energía sexual. La mente es la principal productora de placer, hasta el punto de que es posible experimentarlo sin necesidad de que exista una experiencia sensible determinada. Cuando se piensa en la experiencia de los místicos cristianos, profundamente concentrados en la oración y con una muy clara representación mental de Jesús o de María, es fácil suponer de dónde procedían esos estados de éxtasis amoroso. ¿Cómo interpretarían la experiencia cuando, de pronto, les recorría una corriente similar a un orgasmo? Era lógico que lo atribuyeran a una unión mística con Dios, pero que a la vez les produjera cierta confusión, y sospecharan de la influencia del Maligno.

Los yoguis y alquimistas chinos explicaban cómo autoinducirse estas corrientes placenteras, con fines algo diferentes y no tan religiosos. En principio, la elevación de la energía sexual hacia la cabeza buscaba dejar al yogui o al meditador en un estado de profunda relajación mental, con una amplia apertura contemplativa y perceptiva.

Las explicaciones que se dan luego de los estados de quietud son muy abstractas. No son tan religiosas como las describían los místicos occidentales, enamorados de la imagen de Jesús o de la Virgen María. En Oriente, los místicos tuvieron visiones de la divinidad muy diferentes al dios humanizado judeo-cristiano. Tenían relación con la mente universal del Buda, vacía y gozosa, o con la idea hindú del brahmán, la divinidad oculta a la comprensión de la mente humana, que se define como conciencia absoluta de gozo eterno. En Oriente algunas de estas visiones de la divinidad surgen de la comprensión de los efectos de la manipulación de la energía sexual, sublimada en estados de conciencia autoinducidos a partir de ejercicios de respiración y relajación, combinados con profundas meditaciones donde la mente se absorbe más y más en el estado contemplativo.

El místico cristiano experimentaba una sensación placentera producida por la concentración en una imagen de la divinidad, que muchas veces despertaba las sospechas de los tribunales eclesiásticos de la Santa Inquisición, encargada de velar por que no fuera el diablo el verdadero instigador de tales estados. En Oriente, el diablo es una fuerza que también está presente, pero sin las mismas connotaciones, sobre todo de orden moral. Allí, dioses y demonios no son más que estados pasajeros por los que todos pueden pasar y a veces son meros agentes de la mente que intenta desvelar algún aspecto de sí misma. Así, en el *Bardo Thödol*, las fuerzas elementales de la energía que lo contiene todo toman la forma de Budas celestiales o de demonios terroríficos, dependiendo del momento. Son las mismas fuerzas en su vertiente placentera o violenta. Incluso hay divinidades con una doble naturaleza, como Shiva, son dioses y demonios, y encarnan la vida en su embriagadora plenitud.

La moral sexual es particularmente ajena a los relatos míticos sobre este dios. Un día, mientras Shiva, el dios-demonio, se masturbaba, cayó a la tierra una gota de su divino semen que abrasaba todo cuanto tocaba. Solo Agni, dios del fuego, pudo recoger aquella gota y llevarla a las aguas del río Ganges, donde la diosa Ganga, señora del río sagrado, la acogió. De ella surgió Skanda, que significa «chorro de semen». Dios virgen de la guerra y filósofo de la belleza, que monta un gallo o un pavo real y tiene la forma de un niño. También le llaman Murugan o Kârttikeya, el de las seis cabezas, pues fue amamantado por las Pléyades —*Kritikas*, en sánscrito. Es también conocido como Kumâraswami, el Niño Divino.

Estos mitos relacionados con Shiva, Señor del Yoga y su hijo Skanda, el eterno Niño, nacido de la mezcla del fuego y el agua, son claramente alquímicos. El semen del dios-demonio es puro fuego y, al ser liberado, destruye todo lo que encuentra en su camino, al igual que su falo, el Lingam, independizado del dios. Fuego y agua son los dos principios a partir de los cuales se originan todas las cosas y, por supuesto, la vida humana. Pero también son los dos principios de la vida divina y espiritual. Para los antiguos, cuando una gota de semen se mezclaba con una gota de sangre en el útero femenino, se originaba la existencia de un ser humano de carne y hueso. Pero si la gota de sangre menstrual femenina era succionada por el pene y se introducía en el vientre masculino, juntándose allí con una gota de semen, se producía el nacimiento de un embrión espiritual, un ser humano blanco como la nieve, con aspecto femenino por su tremenda delicadeza espiritual.

Los alquimistas imaginaron que esta unión inversa, esta preñez masculina, daba lugar al embrión de un ser inmortal y de luz, un feto espiritual, que luego se transformaría en el Niño divino Kumâraswami, dios de la guerra. La compleja gestación requería de una tecnología yóguica y de alquimia interna. Tanto para la tradición budista como para la alquimia taoísta, el cuerpo ilusorio, que era la forma inicial generada por la propia mente, tras la gestación y realización del yoga de consumación y las técnicas de *hatha*, alcanzaba un mayor nivel de realidad y se transformaba en el cuerpo de la deidad, envuelto por un vestido de luz Arcoíris.

El «Cuerpo Arcoíris», como le llaman taoístas y budistas, era la envoltura del divino ser nacido de estas prácticas, el vehículo de la inmortalidad, dotado de todos los poderes o *siddhi*, capaz de domar y cabalgar dragones. Ese ser espiritual blanco como la nieve, con cabellos de algodón, recubierto con un manto también blanco que reflejaba los cinco colores del arcoíris de las cinco Sabidurías de los Budas Primordiales del *bardo* o de las cinco fuerzas elementales, abandonaba el mundo y se dirigía a la Montaña de los Inmortales, para vivir en aquella comunidad eternamente.

Si hacemos a un lado los elementos fantásticos de estas fábulas, las técnicas de manipulación sexual como las prácticas de consumación y *hatha yoga* son algo real y concreto, y están muy claramente descritas. No sabemos qué efectos pueden tener. Desde luego que la inmortalidad no, pues, que se sepa, ninguno de los *mahasiddha* o Inmortales ha sobrevivido. Algún médico que había oído hablar de estas prácticas me comentó que no las consideraba muy saludables, pues la absorción del semen en la vejiga, que es donde acabaría, podía ser un foco de infecciones. Más allá de las opiniones de los médicos modernos, lo cierto es que las técnicas de manipulación de la energía sexual dejan la mente en un estado de profunda quietud y apertura, le dan profundidad y amplitud. La clave debía estar, pensé, en el orgasmo y en lo que se entendiera por tal.

Comúnmente se sabe que el orgasmo es una descarga de tensión sexual que va acompañada de contracciones musculares y un estado de euforia, que en el hombre generalmente implica la eyaculación o emisión de semen por el conducto de la uretra del pene. La eyaculación se produce por la contracción de los conductos deferentes que proceden de los testículos, las vesículas seminales y la próstata, empujando el semen hacia la base de la uretra. Esta contracción se produce por la estimulación, sobre todo, del glande, que es excitado gracias al roce y el contacto de todo el pene. El glande es la parte del pene que está, podríamos decir, en carne viva, es pura dermis sin protección, con gran número de terminaciones nerviosas. Es la principal herramienta del placer sexual. Esto nos puede llevar a concluir que el placer sexual se produce simplemente por el contacto y roce sobre una zona tremendamente sensible y que la excitación es fruto de una extrema sensibilidad. Sin embargo, cuando por causa de una herida se pierde parte de la epidermis y la superficie de la piel queda al descubierto, el roce o contacto con el aire o con algún objeto produce dolor. Este dolor es fruto también de la extrema sensibilidad de la dermis. Una de las torturas más temibles entre los antiguos era desollar a una persona, arrancarle la piel, lo que le producía terribles sufrimientos. Así pues, la sensibilidad de la piel produce placer y dolor. No es infrecuente la fantasía del desollamiento. El glande es una parte especial del cuerpo, «desollada», que cuando se estimula con el resto del pene, provoca la contracción de la próstata y los conductos que transportan el esperma.

Generalmente, el orgasmo coincide con el punto de no retorno, cuando el semen comienza a circular por la uretra, empujado por el músculo pubococcígeo, que también se contrae. Una vez producido el orgasmo seguido por la eyaculación, tiene lugar una segunda fase llamada período refractario, que se caracteriza por una sensación de relajación, fruto de la secreción de gran cantidad de hormonas. Sin embargo, la fase posterior al orgasmo es diferente en el hombre y la mujer. La mujer se suele sentir estimulada y muchas pueden llegar fácilmente a otro o varios orgasmos, mientras que en el hombre un segundo orgasmo es muy poco frecuente. Lo normal es que se relaje con una agradable sensación de cansancio. En algunos casos, este cansancio es interpretado como una cierta depresión, que va acompañada de un complejo de culpa, rechazo por el sexo o por la pareja y un deseo de pureza. Es evidente que la eyaculación en el varón produce un cierto debilitamiento que puede generar relajación, pero también el complejo de culpa. Los sabios chinos hablaron del secreto de la larga vida, que consistía básicamente en evitar la eyaculación. Consideraban el orgasmo como fuente de vida y la eyaculación como el origen de la muerte.

Estos son algunos de los efectos fisiológicos y psicológicos del enigmático fenómeno que es el orgasmo. Creía, no obstante, que aún me faltaba dar con la información que me permitiera comprenderlo mejor. Lo que parecía claro es que todo cuanto sucede en la naturaleza es expresión de los dos elementos que se ponen en juego en la sexualidad, la sangre y el semen, ira y placer, muerte y vida, una dualidad presente en la naturaleza, necesaria para el surgimiento de una nueva vida.

Para desentrañar los misterios de la vida y la muerte, debía explorar en profundidad la sexualidad masculina y la femenina. Los testículos productores de semen se encuentran externalizados en las bolsas que cuelgan en el extremo de la pelvis. Los ovarios productores de sangre menstrual se encuentran internalizados, en la parte inferior de la pelvis. Esta disposición biológica estaba cargada de misteriosos sentidos. Los testículos se encuentran a la vista, los ovarios, escondidos. El semen es claro y la sangre oscura. En el arte tántrico se representa a muchas divinidades blancas y oscuras, o deidades rojas, blancas o negras, los tres colores fundamentales de la alquimia. En el hombre, la puerta de los conductos seminales se encuentra escondida sobre el final del pene, la próstata es un órgano sexual de gran importancia y enorme sensibilidad que se contrae cuando llega el orgasmo. Por tanto, orgasmo y eyaculación en el hombre se producen por la concurrencia de tres órganos principales: el pene —en especial, el glande—, los testículos y la próstata. En la mujer el orgasmo se produce principalmente por la estimulación del glande del clítoris, que además, tiene una cantidad muchísimo mayor de terminaciones nerviosas, muchas más que el pene, lo que proporciona a la mujer una sensación de placer mucho mayor que la del hombre. Pero también hay una secreción que lubrica la vagina y una turgencia en los pechos. Así pues, parece que la descarga orgásmica que conmueve todo el cuerpo se produce por la estimulación de unos pocos puntos específicos en cada sexo.

Zonas internas y escondidas, zonas muy sensibles y expuestas que se ofrecen como las distintas partes de una flor. Áreas que guardamos y protegemos en el ámbito de nuestra intimidad, que solo compartimos con personas especiales. No es muy lógico que algo de una belleza tan grande suponga un tabú cultural. Admiramos las flores, los órganos reproductores de las plantas, pero nos avergonzamos, ocultamos y consideramos un tema prohibido nuestros órganos genitales y nuestras zonas erógenas.

Veía cierta analogía entre el pene y el clítoris, que parecían tener morfologías afines. La forma de herradura del clítoris mostraba una cierta semejanza con el pene. El pene está formado por dos cuerpos cavernosos que se unen en el glande de forma similar al clítoris, bastante más pequeño, pero que también tiene dos cuerpos cavernosos separados que se unen en el glande. Por tanto, es una cuestión de tamaño y sensibilidad, a más tamaño menos sensibilidad.

Los ovarios y los testículos también guardan cierta analogía. Los productores de semen y los productores de sangre menstrual: ambos tienen forma de huevo y son glándulas productoras de gametos y de hormonas. Los testículos, de espermatozoides y testosterona, y los ovarios, del óvulo y los estrógenos. Son los constructores de la vida y de la sexualidad, pues esta viene definida por el predominio de una u otra hormona. Si bien el pene y el clítoris son órganos productores de placer, testículos y ovarios son productores de la vida polarizada sexualmente, aparentemente neutrales en la función de producción de placer.

Comprendí que todo en la vida es polaridad sexual, es masculina y femenina, que siempre se expresa así y que lo masculino tiende hacia lo femenino como lo femenino hacia lo masculino en todos los niveles de manifestación de la vida, dos expresiones complementarias y necesarias. La vida es por tanto tensión entre esta polaridad sexual. Esta polaridad se expresa de muy distintas maneras en cada individuo, pues afecta a muchos ámbitos de la compleja estructura funcional orgánica y psicológica de cada ser humano.

La vida siempre es sexual. El mito de la androginia suponía que el ser humano realizado por la alquimia tenía los dos sexos, había asumido en sí mismo la tensión separada de ambos sexos, Hermes y Afrodita reunidos ahora en un solo ser humano. Había interiorizado el misterio de la vida sexual, que se realizaba en sí mismo de forma inagotable, por lo que podía hablarse de inmortalidad. Pero la vida sexual en varones y mujeres se expresa y compensa no solo a nivel corporal sino también en el plano psíquico. Hay una semilla de androginia en cada ser humano. Uno puede reconocerse conscientemente como varón o mujer por su forma corporal, pero fue C. G. Jung quien pensó que la libido —la fuerza mental del subconsciente en la forma de *animus/anima*— tiene una función compensadora y equilibradora en el plano psíquico de esta pulsión básica que expresa la vida. Leí con mucha atención la obra del psiquiatra suizo. Todo ser humano es hermafrodita, pues lo que le falta sexualmente hablando desde el punto de vista corporal, lo completa de forma psíquica a través de su subconsciente-libido. Si la persona tiene un cuerpo masculino, la libido tomará la forma femenina y viceversa. Nuestra media naranja se oculta en el subconsciente, una función psíquica que pugna desesperadamente por proyectarse hacia el exterior, que pretende convertirse en fenómeno y que es una función básicamente compensatoria.

Muchos individuos muestran sensibilidades popularmente atribuidas al sexo opuesto. Esta sensibilidad puede depender de la relación que mantengan con su libido y con el nivel de realización de la vida hermafrodita. La libido que gobierna todas las fuerzas inconscientes toma múltiples formas, como el Proteo de la Odisea. En muchos hombres, la libido toma la forma cambiante de una joven hermosa y atractiva que despierta el deseo libidinoso por jóvenes y atractivas mujeres. Otras veces, como me pasó a mí, tomaba la forma de una anciana sabia que inspiraba respeto y reverencia y provocaba inhibición sexual. Durante la adolescencia, esta inhibición experimentada como una enorme dificultad para acercarme a las jóvenes y atractivas mujeres de mi entorno, me empujó desde muy joven a una vida espiritual como respuesta a mi pulsión sexual.

Esto fue una fuente de profundos sufrimientos, porque mi vida espiritual de consagración a lo divino se veía enturbiada por la pulsión erótica y por la aparición de fantasías que me torturaban en la medida que no podía o no sabía dar salida a la fuerza andrógina, por esas limitaciones de tipo psicológico. Era incapaz de mantener una relación sexual equilibrada con una persona de mi misma edad, porque lo que buscaba era compensar mi libido sacralizada con una consagración imposible. El impulso sexual me producía una especie de complejo de impureza y vivía como una amenaza mis sueños lúbricos y fantasías eróticas.

En muchos casos, las fantasías empujan a las personas con conflictos como el mío a realizar determinados actos que, con la repetición, se convierten en hábitos. Todo esto atormenta a quien se ve empujado y dominado por ellos, por lo que es normal intentar ocultar de la vista de los demás el comportamiento «sucio», que a menudo es declarado inmoral por el puritanismo religioso, lo que suele ser contraproducente.

En la mayoría de los casos se trata de actos de los que no es fácil sustraerse, pues, por un lado, complacen y ayudan a equilibrar la expresión de la fuerza andrógina, sin que se pueda comprender la razón de dicho impulso; pero, por otro lado, generan una lucha interior entre lo moralmente reprobable y un deseo más profundo, que a veces llega a ser incluso físicamente insoportable. Algunas veces estas pulsiones eróticas comportan daños corporales que chocan con una libido idealizada y espiritualizada. Desentrañar este enredo entre las pulsiones de la fuerza andrógina y el deseo de sublimación y pureza fue siempre la función de la iniciación religiosa y, por ello, las religiones iniciáticas —de las que proceden las religiones populares—, armaban a los iniciados contra los demonios de la mente, fantasías liberadas por la propia libido.

Tras comprender todo esto, las fantasías sexuales cobraron un nuevo interés para mí; lejos de ser algo de lo que arrepentirme o sentirme culpable, la fantasía era una voz que comunicaba algún mensaje muy íntimo de aquella fuerza andrógina que es la vida misma. Por ese motivo, comencé a prestarles atención. Hoy en día esto ya no es un pecado. Se puede hablar de estos temas sin tapujos. Mientras que en las antiguas prácticas iniciáticas la protección frente a las fantasías sexuales tenía un sentido, en la religión popular se las combatía y se las combate aún con dogmas y códigos morales, procedentes de una autoridad espiritual que supuestamente tiene una «línea directa» con la divinidad concebida como un Intelecto paterno, que le permite conocer sus gustos y preferencias. Este código moral para una mente lógica y espiritual no tiene ningún sentido en el mundo de hoy, que ha pasado por el tamiz de una revolución sexual. La libre búsqueda de sentido se apoya en la experiencia personal y avanza a partir de un cierto agnosticismo que procede de la dificultad de identificar la experiencia interior con Dios. Los místicos occidentales tendían a la experiencia unitiva, partiendo de la idea de un alma separada de Dios que busca unirse a él. Los místicos orientales, por el contrario, reconocían a Dios en el interior, llegando en algún momento a abusar de este reconocimiento y atribuir a la ligera un carácter divino a ciertos fenómenos internos que nada tenían de divino y sí mucho de sensibilidad interior.

Para llegar a lo divino, las antiguas iniciaciones prescribían la muerte iniciática tras la lucha con el dragón o con la serpiente, que encarnaba los aspectos más primarios de la libido. Sangre y semen eran los dos fluidos que mejor representaban las fuerzas andróginas que configuraban la libido y que se revelaban como manifestaciones luminosas y gozosas, pero también podían mostrarse y, de hecho, así lo hacían primariamente, como imágenes violentas y obscenas. Estas dos expresiones básicas de violencia y obscenidad son las que recrean muchas de las fantasías sexuales de cualquier persona. Son las dos fuerzas primarias de la vida, que cada libido asocia con determinados contenidos e imágenes mentales. Así, los budas y demonios descritos en *El libro tibetano de los muertos* pueden ser las formas apropiadas para un habitante del Himalaya, pero no para un occidental de nuestros tiempos. Decidí entonces explorar estas diferencias e intentar encontrar los elementos simbólicos propios de nuestra cultura.

Las fantasías entrañan un gran peligro, sin duda, y era muy consciente de ello. Recordaba aquella espantosa noticia que recorrió los titulares del mundo sobre un alemán que publicó un anuncio en el que buscaba alguien que le quisiera devorar, lo que encontró la respuesta de un hombre que aceptó la invitación. La historia del caníbal alemán fue muy controvertida, porque no se le podía acusar de asesinato, dado que la víctima había consentido en que se le comiese y, qué curioso, lo primero que devoró el caníbal fue el pene. Se trataba de una fantasía llevada a la realidad. Muchas veces, la experiencia no se parece en nada a lo fantaseado. Podía entender una fantasía de esa naturaleza. El mundo está lleno de fantasías sexuales estrambóticas, algunas de ellas pueden ser un tormento, como la del caníbal alemán. Sin embargo, también sabía que ellas eran una expresión natural de la libido, muy peligrosas a veces, porque podían comportar daños para la vida propia o la de otras personas y en cualquier caso, convertirse en un foco de conflicto si uno tenía pareja. Dejarse llevar por una fantasía es algo difícil de confesar y se acostumbra hacerlo a escondidas. Y esto comporta un riesgo para una relación de pareja. Si la persona no tiene pareja, puede verse arrastrada a una serie de actos que a menudo le pueden atormentar, pues se ven como tendencias impulsivas incontrolables que le harán sentir débil, vulnerable, despreciable, sin poder sobre su inclinación, que, a veces, también puede ser perjudicial para la salud.

Las fantasías nos asaltan tanto en los sueños como en la vigilia. Cuando se intentan llevar a la práctica, una especie de calor recorre el cuerpo, la libido hace hervir la sangre y salivar con profusión, la resistencia comienza a ceder y, a la vez, aumenta el placer inicial. Pero la voz de la conciencia contraataca: «¡Cuidado! Pones en riesgo tu relación familiar», o tu reputación personal, tu alma, tu salvación, tu salud, etc. Esa lucha interna intensifica el placer y el dolor en la mente atormentada de quienes las padecen. Las fantasías pueden ser de diferentes tipos. Aunque muchas sean completamente lícitas e inocentes, son siempre arriesgadas, que es lo que aumenta la locura del deseo.

Las fantasías eran condenadas como pecado. El sacerdote administraba el perdón de Dios para aliviar al alma. Pero generalmente se volvían a repetir, pues la dinámica de la confesión del «pecado» es demasiado superficial para ser verdaderamente purificadora de las poderosas pulsiones de la sangre y el semen, de las fuerzas andróginas que rigen y dominan nuestras existencias. El pecado se apoya en el complejo de culpa que en muchas personas ya existe de por sí, sin necesidad de que la religión abunde en ello. El ser humano es así, está constituido de violencia y pasión, y no puede evitarlo; es más, si no se liberan de alguna manera, esas pulsiones pueden estallar en cualquier otro ámbito, como en el trabajo, donde la agresividad y las relaciones humanas suelen estar viciadas por la competitividad que genera la codicia y la ambición, o en la pareja, que acaba siendo el campo de batalla más frecuente y que tenemos más a mano, sobre todo, si hay hijos de por medio y los padres compiten por recuperar el tiempo que los hijos demandan.

En definitiva, la vida es sufrimiento, angustia y lucha, generados por una fuente tan básica y primitiva como nuestra propia naturaleza humana. Pienso que Blavatsky acertaba cuando consideraba que la vida humana no evoluciona a partir del animal. Aunque obviamente tiene órganos y funciones afines a otros animales mamíferos, la evolución humana tiene otro origen. Esta creencia resonaba en lo más íntimo de mi ser, y sin embargo, guardaba un profundo agnosticismo respecto de ella. Consideraba que cada ser humano era un ser total, que las fantasías eran un fenómeno natural de la psique humana y de la expresión de lo humano. Las fuerzas andróginas se manifiestan en todo ser humano, varones y mujeres, mediante una libido que construye una contraparte psíquica, que adopta muchas formas y que no cesa de transformarse; es para complacer a esta contraparte que muchas veces afloran fantasías, algunas de las cuales no tienen que ver con la realidad, porque básicamente se expresan a nivel simbólico. Había podido comprobar que el cuerpo me hablaba directamente a través del lenguaje de los símbolos y no de los conceptos que utiliza la razón. Era un lenguaje de analogías, de contenidos imprecisos y abiertos, tal como se experimenta realmente el mundo y la naturaleza. El cuerpo no puede percibir un plátano aisladamente. El concepto «plátano» aislado es una mera representación mental, desconectada de la realidad, donde nunca aparece aislado. Es un gran error concretar una fantasía, pues el lenguaje del cuerpo es simbólico, no conceptual. Así, la idea de devorar el pene es un símbolo que esconde muchos otros significados diferentes a la realidad. El lenguaje simbólico es el lenguaje iniciático por excelencia, y es el que utiliza también nuestra libido. Es por eso que los sueños son vagos, imprecisos, a menudo con contenidos emocionales muy determinados y claros, pero carentes de toda lógica.

El antiguo sistema iniciático proponía la muerte iniciática, no la muerte simbólica, que es una cosa diferente, ya que en muchos casos era bastante real y consistía en llevar a los límites de extenuación al candidato, para que aflorase el espíritu, para alterar el sistema de percepción y romper los parámetros lógicos espacio-temporales. Por ello, la iniciación tenía un fuerte impacto en la psique del candidato y, si verdaderamente moría en su naturaleza común, comenzaba su viaje iniciático, cuya primera visita era, precisamente, el Infierno. Ese lugar era el dominio de los fantasmas y demonios que pueblan y generan nuestras fantasías sexuales, tanto de violencia como de placer sexual. El candidato debía pertrecharse de una armadura, espada de calidad, larga lanza, un escudo con la cabeza de Medusa y un casco, que le procurasen protección. Así guarecido, montaba un blanco corcel o un caballo alado. Debía cruzar la laguna Estigia y traspasar las negras murallas de la ciudad de Dite. Era necesario llegar hasta el mismo trono de la terrible diosa Perséfone, una representación de la propia libido, el *anima* del caballero. En fin, que tenía que visitar lo más oscuro de su psique y llevar la luz hasta allí abajo. A menudo, debía rescatar a una dama atrapada en el mundo infernal, como Orfeo a Eurídice, armado con su lira y su celestial canto. Los más osados llevaban una serie de protecciones y amuletos para ahuyentar a las horribles criaturas que pueblan nuestra mente y nos empujan hacia el sufrimiento. Estos iniciados buscaban a su amada en los distintos pozos del Infierno. Esta amada, como se ha dicho, no era otra cosa que su propia libido, a la que querían hacer salir de aquel oscuro pozo y revestirla con un manto de luz lleno de estrellas, porque ella y solo ella era capaz de conducir al alma a las alturas.

Por tanto, nadie alcanza la paz interior si no se enfrenta a su mundo de fantasías infernales y lúbricas. Nadie reúne en sí mismo a Hermes y Afrodita si antes no libera al *anima* de todas las sombras que la cubren. Y, para ello, luchar con el dragón es inevitable. De ahí la importancia espiritual de los mitos guerreros. El *Râmâyana* narra como el príncipe Râmachandra desafiaba y luchaba contra los demonios en el Infierno representado por la isla de Lanka, a fin de rescatar a su esposa, la princesa Sîtâ, allí secuestrada. Veía esta épica representada en los tres rituales de iniciación masónica, si bien allí aparecían solo de forma simbólica. Llegué finalmente a la conclusión de que no quedaba otra alternativa que construir mi propio camino iniciático a partir de los textos y de las posibilidades que se encontraban ya al alcance de todo el mundo. Mis principales herramientas fueron la francmasonería, el yoga, el tantra budista y la alquimia interior taoísta, que culminarían en la práctica contemplativa del *zazen*.

# 13

## ANTARBHAVA YOGA

Cansado de los muchos años dedicados al trabajo interior sin alcanzar los resultados que prometían todos aquellos grupos por los que pasé —la liberación, la iluminación o la transfiguración—, comencé a cuestionarme estos objetivos. Finalmente, decidí desarrollar mi propia práctica combinando los elementos que sentía daban una mayor profundidad a mi meditación. Al principio para mí solo, pero poco a poco se fueron interesando algunos alumnos y amigos, así que comencé a plantearme compartirla. Un trabajo espiritual compartido puede llevar a niveles más profundos de experiencia gracias a la energía de un grupo que trabaja una misma dinámica con un mismo objetivo.

Para comenzar, había que escoger un nombre, pero el mercado del yoga está saturado y casi todas las palabras del diccionario sánscrito están en uso, bien como nombres de centros, bien como nombres de algunas de las infinitas variantes de yoga. Mi propuesta consiste en una serie de meditaciones cuya finalidad es preparar el viaje por el *bardo*. Así que la palabra *bardo* podría haber servido. ¡Pero no! Encontré un *bardo-yoga* en la web de un *nightclub* que usaba este nombre no sé muy bien con qué fin. Se me ocurrió entonces utilizar el nombre en sánscrito. *Bardo* significa «estado intermedio». En los antiguos textos budistas se utiliza la expresión equivalente *antarbhava*. ¡Y *antarbhava yoga* sonaba bien!

Quedó así bautizada una práctica que no es religiosa, sino espiritual, con una fuerte impronta psicológica. Se estructura a partir de la descripción del viaje interior de la mente en su proceso de separación del cuerpo durante la muerte, tal como se describe en *El libro tibetano de los muertos*. Sin embargo, no son las visiones tibetanas *post mortem* lo que más me interesa, sino la comprensión de la dimensión inconsciente del proceso de disolución de la conciencia y, en definitiva, cómo son afectadas las fuerzas que sustentan el cuerpo, el aliento y la mente. Utilizando estas descripciones diseñé un yoga que sirve para comprender un poco mejor la vida y la muerte humanas.

Este yoga es una práctica viva y abierta, como la existencia misma, que está llena de enigmas. Cada enigma es como un *kōan*[26] con el que el buscador debe trabajar algún tiempo, para después pasar al siguiente. Así quería investigar en vida el misterio de la muerte.

Diseñé la práctica con las herramientas que conocía y sin ponerme restricciones de tipo moral o religioso, sin recurrir a maestros ni escuelas que me desviasen del objetivo que me había marcado. Me daría plena libertad para cambiar o pulir aquello que no funcionase, sin más guías que mi propia intuición. Sería un yoga para explorar la experiencia subjetiva en los fenómenos vitales más básicos.

Para ello, escogí los elementos simbólicos e iniciáticos de la tradición occidental que más sentido tenían para mí. Recurrí a la francmasonería, a mi entender, la heredera más legítima de la tradición esotérica occidental, y que es imprescindible para explorar los símbolos de nuestra tradición y comprender cómo actúan en la psique moderna, pero también para construir un espacio espiritual colectivo.

Aunque el *antarbhava yoga* no tenía nada que ver con el trabajo masónico, podía perfectamente hacer uso de los tres grados simbólicos de la francmasonería tradicional: aprendiz, compañero y maestro. Estos grados son una forma de vincularse al imaginario de nuestra cultura. Es esencial encontrar las formas arquetípicas de la iniciación occidental para poder comprender y traducir las formas orientales. He podido encontrar muchas analogías entre ambas.

El sistema del *antarbhava yoga* consiste en tres prácticas diferentes pero interconectadas, al modo de los grados simbólicos de la masonería. Los he llamado: el Maestro de la Medicina, el Maestro del Círculo de la Sabiduría y el Maestro del Fuego Secreto.

Los fundamentos de este yoga se encuentran principalmente en el tantra budista, el único que ha permanecido más o menos intacto en el tiempo, con sus imágenes idealizadas de seres sublimes, como los cinco Dhyâni-buddhas, guardianes de las cinco regiones celestiales y sus consortes tal como los describe *El libro tibetano de los muertos*. Estos budas son una personalización de los cinco elementos clásicos de la medicina china: madera, fuego, tierra, metal y agua, que se asocian con distintos órganos del cuerpo y con sus funciones, lo que permite hablar de un trabajo alquímico con estos elementos.

También me pareció interesante recuperar algunas imágenes del tantra hindú de Cachemira, en especial las tres diosas tántricas de la tradición Kula. Estas diosas se correspondían con otros tres budas tántricos, así que los agrupé en parejas: la diosa hindú Para con el buda Vajrasattva blanco; la segunda diosa Parapara con el buda Vajradharma rojo; y la diosa Apara con el demonio budista Kalachakra, ambos negros. Estas tres parejas tienen los colores de la obra alquímica y se corresponden con los de los tres calderos[27] taoístas: el primer caldero en la zona del abdomen, representado por los demonios negros

Apara y Kalachakra copulando; el segundo caldero en el corazón, representado por las deidades Parapara y Vajradharma rojos, también unidos en el acto sexual; y en tercer lugar, las deidades Para y Vajrasattva blancos, abrazados y copulando, representan el tercer caldero a la altura del entrecejo.

Estas tres parejas tántricas son los símbolos fundamentales del *antarbhava yoga*. En el primer caldero se hacen las mezclas básicas de los distintos elementos con el aliento y la esencia vital, que, según la medicina china, es la energía sexual que se conserva en los riñones. En el segundo caldero la mezcla resultante de elementos, más el aliento, más la esencia vital, se mezcla con el espíritu; y en el tercer caldero todo lo anterior se une al Tao, el vacío y la luz infinita. Así estaba descrito en los textos taoístas; el tantra aporta las imágenes idealizadas de parejas de buda copulando.

Para esta alquimia necesitaba también algo del *hatha yoga*, porque era una herramienta imprescindible para dominar las técnicas de respiración y mover los vientos por los canales y chakras, mientras se recitan ciertos mantras. Así, la práctica consiste en mover los vientos por determinados canales y unirlos a la energía del orgasmo para lograr la mezcla alquímica, hasta que todo ello se activa solo, simplemente recitando un mantra, poniendo en movimiento vientos y energías que se mueven por los canales, despertando la sensación de éxtasis. Luego, se genera calor interno para condensar toda la energía fruto de la mezcla y producir «la perla» de la que hablaban los antiguos alquimistas chinos. De ellos rescaté las prácticas de estimulación sexual que permitían la sublimación del orgasmo. Los alquimistas llamaban «la perla» a la condensación de esta energía, algo que se llega a percibir con claridad cuando se avanza en la práctica. La perla es el embrión del doble, una nueva personalidad inmortal, que nace de esta alquimia interior.

Así, el proceso de tres niveles del *antarbhava yoga* tiene todos los ingredientes para dejar el cuerpo físico, el cuerpo sutil y la mente en un estado de quietud, absorción y apertura capaces de una profunda práctica contemplativa. Es un yoga que busca, a través de esas etapas, generar el «cuerpo arcoíris», tal como lo describen los antiguos textos de alquimia y el tantra oriental. El «cuerpo arcoíris» se refiere, como «la perla», a la nueva personalidad inmortal. Recibe este nombre porque es de naturaleza parecida a la del diamante, que refleja la sabiduría de los cinco elementos, cada uno de un color y representados por los Dhyâni-buddhas.

Los rituales y ejercicios del *antarbhava yoga* intentan involucrar todos los aspectos de la personalidad: mente, pensamiento, emociones, sentimientos, energía vital y sexual, etc. Colocan al practicante en un estado erótico en el que pueden aflorar gran cantidad de fantasías de todo tipo, por lo que se han de saber identificar como tales y, si es posible, interpretarlas, pues son mensajes de nuestra libido. Estas fantasías están simbolizadas por los demonios mentales que nunca aparecen de forma accidental, ya que son contenidos de conciencia procedentes de los rincones más oscuros de nuestro subconsciente. Estos demonios, como en el *bardo*, son liberados y comienzan a expresarse con cierta libertad, portando mensajes de nuestras dimensiones más profundas y ancestrales. El alquimista pone en movimiento todo su eros y despierta su libido para poder escalar la montaña del éxtasis y alcanzar, gracias a ello, la verdadera experiencia de la vacuidad de la mente universal, el Tao que lo comprende y lo ilumina todo, lo más diáfano y lo más sombrío.

Pasé muchos años trabajando la pureza del corazón con los servicios rosacruces de curación, antes de comenzar el trabajo de alquimia interna. Aun así, me encontré con todo un mundo oscuro y erótico, que siempre estuvo allí, pues no es algo que pueda superarse. Se suele reprimir, pero sigue latente, esperando a que le permitas externalizarse. No importa cuán pura y casta sea una persona, siempre tendremos «un cuartito oscuro». Y no hay nada de malo en ello, por más que la moral puritana de las sociedades o religiones diga lo contario. Es natural, pues somos fruto de la ira y el placer, tal como declara el tantra. Es la esencia última de nuestro cuerpo, mente y espíritu, y hemos de aprender a aceptarlo. Cuando lo hacemos, podemos trabajar sin complejos con estas fuerzas básicas. Pero es preciso tomar las debidas precauciones y estar bien provisto con las armas del caballero para hacer frente al dragón que a menudo gobierna nuestra existencia.

La alquimia interior permite generar un doble imaginario, no surgido de la sangre y el semen, de la ira y el placer. Al principio, es un cuerpo ilusorio, pero poco a poco va cobrando vida, hasta formar el cuerpo arcoíris. En mi caso, el doble escogió su propio nombre y me sugirió un mantra. Este mantra se ha convertido en una forma de conexión directa e íntima con él. Este doble espiritual se manifiesta en la vacuidad de la mente, en la paz interior y en un gozo profundo, aporta luz y comprensión a todas las partes ocultas de mi ser, tanto del mundo consciente, como del mundo de los sueños. Solo el doble puede llevar luz hasta la mente negra y oscura del sueño profundo y, cuando llegue el momento, tras la muerte, la llevará a los estadios del *bardo* donde la mente pierde la consciencia.

La práctica culmina con la meditación en el Tao, la mente más profunda, que sigue las pautas y es similar a la práctica de *zazen* budista. Las sesiones de *antarbhava yoga* terminan con la recitación del mantra de la larga vida, para cerrar todas las puertas que se han abierto, y una dedicación de méritos al despertar de todos los seres, en el más puro estilo budista.

Es una práctica que se puede hacer completa en un tiempo aproximado de una hora y media, dependiendo del tiempo que se quiera dedicar a la meditación final. Puede hacerse por partes a lo largo de la semana, si no se dispone de tanto tiempo o falta práctica. La transmisión de toda la práctica se hace escalonadamente, ya que inicialmente son muchos elementos que hay que saber utilizar, pero nadie decide sobre la capacidad o preparación de la persona que solicita practicar este yoga. Depende únicamente de la disponibilidad del practicante, de nada más.

Primero es conveniente trabajar el ritual del Maestro de la Medicina, luego la práctica alquímica del Maestro del Círculo de la Sabiduría, para poder construir la tierra firme donde desplegar el mandala, y terminar con la práctica interna del Maestro del Fuego Secreto. Veamos todo esto con un poco más de detalle.

## MAESTRO DE LA MEDICINA

Con este nombre me refiero a una práctica ideal para iniciarse en el camino del *Bodhisattva*. Requiere de una gran generosidad, porque hay que destinar energía mental al propósito de ayudar desde dicho plano a alguna persona enferma conocida, a los enfermos en general, a la salud de todos los seres vivos y sobre todo, a la curación del planeta, que sufre a causa de nuestra forma limitada de pensar, como decía el filósofo indio Krishnamurti. Además, la finalidad de este primer ritual es básicamente purificar la mente del yogui y colocarlo así en una dimensión más compasiva de la vida.

La práctica de la alquimia interna estimula las fantasías descontroladas, por lo que es necesario introducir un yoga depurativo. Adapté la *sadhana* budista del Maestro de la Medicina de la Tierra Pura de la Gema de Lapislázuli para hacerla más asequible y fácil de llevar a cabo, vinculándola con las otras prácticas. El Maestro de la Medicina es una figura idealizada que encarna el poder de curación. Tiempo atrás, había probado realizar la *sadhana* de autogeneración del Maestro de la Medicina antes de comenzar el ritual de curación de la Sociedad Teosófica de Servicio, y la experiencia siempre fue sublime. Me parecía evidente que el servicio de curación teosófico se potenciaba de esta manera. Esta *sadhana* es bastante neutra y sencilla, tanto a nivel de ritual como a nivel simbólico, por eso se puede adaptar y practicar muy fácilmente. Basta con que la persona asuma el compromiso, aunque no sea budista.

La práctica dura unos veinte minutos y consiste en dirigir los mejores pensamientos y sentimientos hacia las personas que sufren, bien sean conocidas o desconocidas. También se los puede dirigir hacia todos los seres vivos que sufren, por ejemplo, hacia los animales maltratados, o hacia la Tierra, que es también un ser vivo enfermo, sumido hoy en una crisis ecológica provocada por los seres humanos. No es una meditación profunda, por eso es bastante corta. Se trata de una práctica devocional que cultiva el sentimiento de la solidaridad y la compasión. El ritual contiene algunas similitudes con los servicios rosacruces y teosóficos, pues dirige los pensamientos y sentimientos hacia una copa de vidrio con agua, que puede beberse después u ofrecerse a los enfermos, tal como se narra en el *Sutra del Maestro de la Medicina*.

Como he comentado más arriba, otro de los objetivos de este servicio es el de disolver, en gran parte, el estado de erotismo que generan las demás prácticas de alquimia interna, gracias al fuerte sentimiento de devoción y compasión. Por eso, antes de comenzar el trabajo alquímico, se debe insistir en esta práctica de curación, porque tiene todos los ingredientes de un buen trabajo de purificación del alma del yogui. Hay que generar una intensa devoción y mucha fe en la ayuda de las fuerzas sublimes de la mente iluminada, que encarna el Maestro de la

Medicina. Esta fe, devoción y compasión constituyen las armas más eficaces para el caballero en pos del dragón.

La *sadhana* comienza con la toma de refugio, el voto del *Bodhisattva* y la generación de la mente de la iluminación, que se concreta en esta oración: «Desde ahora y hasta que alcance la Iluminación, yo y todos los seres tomamos refugio en las Madres, en los Gurús y en las tres Joyas. Medito en este profundo yoga para alcanzar el estado de perfecta iluminación y liberar a todos los seres vivos». Sigue una súplica a los guardianes sublimes del *bardo*.

El trabajo desinteresado por la salud y la felicidad de los otros tiene todos los componentes para cumplir con el voto del *Bodhisattva*, cuyo fundamento es la generosidad. Es un voto tan válido para el budista como para el cristiano, pero es precisamente en el budismo donde encuentra un sentido más profundo, pues allí la compasión no tiene una connotación moral sino que se presenta como una herramienta para higiene mental que permite la realización de la mente universal.

El ritual del Maestro de la Medicina del resplandor de la Gema de Lapislázuli —aunque el *Sutra del Buda de la Medicina* el resplandor es de cristal— permite la autogeneración como esta deidad. El servicio no se hace desde una posición personal; el practicante, transformado en este gran *Bodhisattva*, irradia una luz curativa desde una de las Tierras Puras más sublimes del mundo mental del budismo, luz que no procede de un simple y esforzado mortal, sino de un ser plenamente perfecto y realizado. El ritual culmina con la oración de los servicios de curación de los rosacruces.

La práctica del Maestro de la Medicina prepara para el trabajo alquímico que remueve los cimientos del propio ser en su nivel más básico y profundo. No se puede trabajar con energía sexual o con las imágenes procedentes del subconsciente si uno no se ha preparado correctamente, abriendo el corazón con devoción y compasión. Y, aun así, no hay ninguna garantía de éxito, depende de la fe y la entrega que cada uno sea capaz de poner en el servicio. El problema que entraña despertar las fuerzas del subconsciente sin haber desarrollado una gran motivación altruista y compasiva, como la descrita en el voto del *Bodhisattva*, es que refuerza la identificación del yo —en la vida cotidiana protegido por el subconsciente— con estas fuerzas. El practicante maduro comprende que estas fuerzas que actúan y rigen la vida no proceden de su yo, sino que solo lo sustentan. Al yo solo le cabe ver estas fuerzas de forma desidentificada y ecuánime, aceptar el libre juego de la naturaleza tal como se expresa.

## MAESTRO DEL CÍRCULO DE LA SABIDURÍA

El segundo grado de la práctica del *antarbhava yoga* corresponde al del Maestro del Círculo de la Sabiduría, en el que se trabaja la construcción de un palacio celestial o mandala, que formará la base tanto para la proyección de energía hacia el exterior, como la despliega el Maestro de la Medicina, como para el trabajo alquímico interno y de condensación de la energía que el Maestro del Fuego Secreto pone en marcha.

El Maestro del Círculo de la Sabiduría trabaja en la creación de un mundo imaginario a partir del placer, un universo de gozo construido de la sustancia del éxtasis. Esta práctica lleva aparejada, en ocasiones, estimulación sexual, ya que se puede hacer con o sin ella, y supone dar los pasos iniciales en el primer trabajo alquímico que proponían los taoístas chinos: la unión de la esencia vital con la energía procedente del aliento, es decir, de las corrientes del orgasmo con el movimiento de la respiración.

Como preparación preliminar se proponen tres ejercicios de purificación muy tradicionales del budismo tántrico: la toma de refugio, la generación de la mente de la iluminación y la purificación de Vajrasattva, la deidad tántrica blanca que encarna el cuerpo diamantino de la iluminación. Todo esto no toma mucho tiempo. Es una recitación de oraciones y mantras que nos disponen correctamente para la práctica interior.

La primera de estas prácticas es la toma de refugio donde se solicita idéntica protección a la del Maestro de la Medicina.

Como en el grado anterior, se invoca también aquí a las Madres del tantrismo de Cachemira, a los Gurús budistas del *bardo* y, por último, a las tres Joyas del budismo: el Buda, la Fraternidad Universal de los Inmortales y el Camino que conduce hasta ella.

Las Madres y los Gurús son: Apara unida a Kalachakra, Parapara o Vajrayoguini roja unida a Vajradharma y Para unida a Vajrasattva. Se los imagina sentados y unidos en un abrazo, simbolizando así los tres calderos, en donde se realizan las mezclas de la alquimia interior.

Estas tres mezclas producen la absorción de la energía del orgasmo para dar primero nacimiento a la perla o embrión del ser inmortal; en segundo lugar, gracias a la generación del fuego interno y a una práctica final más contemplativa, se puede dar nacimiento al doble inmortal. El doble inmortal es el «cuerpo arcoíris» del que hablaban los maestros del tantra y taoístas, un soporte corporal para una mente ilimitada por la inagotable e inmaculada luz del Tao.

La práctica de la generación de la mente de la iluminación consiste en repetir tres veces la sencilla fórmula «medito en estos profundos yogas para alcanzar el estado de perfecta iluminación y liberar a todos los seres vivos», con la auténtica aspiración de un *Bodhisattva*, es decir, con la motivación de aquellos que se comprometen a alcanzar su despertar e iluminación por el bien de todos los seres y para que todos los seres tengan la posibilidad de conseguir la realización. Esta aspiración se va puliendo con tiempo y práctica, hasta que llega un momento en que el corazón se abre de par en par e irradia un fuerte sentimiento de compasión, que es muy físico, de deseo de compartir y de ayudar a los otros seres a soportar el sufrimiento.

Las prácticas preliminares concluyen con la purificación de Vajrasattva unido a la madre Para en la coronilla, mientras se repite tantas veces como se pueda un extenso mantra, imaginando que ríos de néctar blanco bañan y purifican el cuerpo, volviéndolo transparente.

El mantra dice así:

Om paravajrasattva samaya
manu palaya
paravajra tenopa
titha dridho me bhawa
suto kayo me bhawa
anurakto me bhawa
supo kayo me bhawa
sarva siddhi me prayatsa
sarva karma sutsa me
tsit tam sriyam kuru hum
ha ha ha ha hoh bhagavan
sarva tathagata vajra mame mutsa
vajra bhava maha samaya sato ah hum phet

Después de estos ejercicios introductorios para alcanzar refugio, afinar la motivación correcta y lograr la purificación mental y corporal, la práctica continúa con lo que constituye su núcleo esencial: generar el mandala del *bardo* formado por los tres calderos con sus respectivas deidades: Para/Vajrasattva en la frente, Parapara/Vajradharma en el pecho, y Apara/Kalachakra en el abdomen, por un lado; y las cinco parejas que representan los cinco elementos. Estas últimas son las cinco parejas de deidades del *bardo* que se aparecen al difunto durante el proceso de disolución de la conciencia. Se colocan alrededor del cuerpo, en los cuatro puntos cardinales y sobre la cabeza de la siguiente manera: la pareja Lochana/Akshobhya azules sobre un elefante, procedentes del Reino del Norte, en la espalda; la pareja Pandaravasini/Amitabha rojos sobre un pavo real, del Reino del Sur, al frente; a la derecha, procedente del Reino del Este, la pareja Tara/Amoghasiddhi verdes, montados sobre un dragón; a la izquierda, procedentes del Reino del Oeste, la pareja Akashadhateshvari/Vairochana blancos, acompañados de un tigre blanco; y sobre la cabeza, del Reino del Centro, Mamaki/Ratnasambhava amarillos, sobre un ave Fénix.

Este ejercicio pretende formar un mandala con todas estas parejas tántricas de seres celestiales alrededor del practicante, desde donde proyectan la energía de los cinco elementos que representan cada pareja. La energía elemental se recoge en el caldero inferior y se mezcla para generar la perla arcoíris, con los colores de cada uno de los elementos: azul, rojo, verde, blanco y amarillo. Así, se prepara el vehículo arcoíris para la experiencia en el *bardo*. Esta es la práctica central del *antarbhava yoga*, el yoga del estado intermedio. Las posiciones de los Dhyâni-buddhas no se corresponden con las del libro tibetano, sino con las disposiciones tradicionales de los cinco elementos de la medicina y alquimia chinas: el agua, el fuego, la madera, el metal y la tierra.

La primera mezcla se realiza en el primer caldero durante la práctica del mandala de Aprara/Kalachakra. El mandala del *bardo* toma la forma del complejo Kalachakra, que al estimular el primer caldero permite generar y poner en movimiento la energía por los canales formando una órbita interior. Esta órbita está simbolizada por la pareja tántrica de demonios terroríficos copulando Apara/Kalachakra. La madre Apara es un demonio femenino terrible, de color negro, con ojos rojos, tremendos colmillos y dos brazos, que sujetan un cráneo lleno de sangre y un cuchillo para descuartizar. Kalachakra es un demonio negro con cinco cabezas que miran en dirección a las cuatro puertas del mandala, abraza a la madre Apara, su pierna derecha es roja y la izquierda es blanca.

El circuito de la órbita lo forman dos canales por los que circula la mezcla realizada en el primer caldero, ascendiendo por un fino canal en la espalda y descendiendo por otro fino canal delante del cuerpo. El circuito comienza en el glande del órgano sexual, desde donde se dirige hacia el perineo para ascender por la espalda hasta la coronilla y descender por la boca, el esternón, ombligo y de nuevo al órgano sexual.

Si esta práctica se realiza con estimulación sexual para generar el orgasmo, evitando la eyaculación en el hombre, la corriente sexual se hace ascender por la espalda hasta la cabeza y luego se envía hacia abajo por la línea del canal delantero, para recoger la mezcla en el primer caldero. Respiración, corrientes eléctricas del orgasmo y mantra girando por la órbita se combinan para formar la sustancia básica que produce la perla, la gestación del embrión del doble inmortal. Esta es la perla arcoíris, con los colores de los cinco elementos, que en el siguiente ejercicio se calienta para que madure y permita el nacimiento del doble inmortal.

## MAESTRO DEL FUEGO SECRETO

El Maestro de la Medicina proyecta la fuerza interior hacia fuera, el Maestro del Círculo de la Sabiduría crea un mandala, un mundo imaginario con dicha fuerza, el Maestro del Fuego Secreto utiliza la fuerza interior para generar una nueva vida dentro de sí: condensa la fuerza en su interior. Para este trabajo alquímico tiene que autogenerarse como la diosa demonio, que representa la sangre y la madre gestante. Así, hace madurar la perla-embrión, al moverla por la órbita, mientras se calientan los calderos y los canales usando el fuego interno. La perla-embrión se moverá por la órbita recorriendo los tres calderos, que se ponen en actividad gracias a la generación de calor con la respiración y ciertas visualizaciones.

La práctica del calor interno consiste en la visualización de una llama que asciende por el canal de la espalda, avivada por ejercicios respiratorios que la elevan como un fuelle. Esta llama funde las gotas de néctar que luego descienden por el canal delantero y caen en los tres calderos, desde donde se reparten hacia los treinta y dos puntos del cuerpo que conforman el mandala corporal de la diosa. Esta práctica se intensifica fijando la mirada en la llama de una vela hasta que los ojos lloran, después si se cierran los ojos se puede ver una forma luminosa arcoíris que se mueve a voluntad por la órbita.

La obra alquímica consiste en dar forma y nacimiento al doble etérico e inmortal, nutrido por las fuerzas vitales y andróginas, el «cuerpo arcoíris», que está conectado a la mente ilimitada unida al Tao. Para ello, se precisan las técnicas de fusión cósmica de los taoístas, que se realizan sin ningún ritual mediante. Se utilizan simplemente tres mandalas que forman las cinco parejas que representan los cinco elementos. Se los hace girar, cambiando su posición y rotando los elementos y los recolectores del primer caldero. El primer mandala pule la perla-embrión, da forma al doble proporcionándole el «cuerpo arcoíris», para lo cual se medita en la energía vital recorriendo los doce meridianos de acupuntura del cuerpo imaginario. En el segundo mandala se activa el pulso del cuerpo imaginario. Para ello se concentra la atención en los cuatro pulsos sanguíneos, los dos radiales y los dos carotideos. Y el tercer mandala despierta la conciencia cósmica, uniéndola con las estrellas de la Osa Mayor, que según los taoístas eran la puerta hacia el Tao, a través de las ocho aperturas del cráneo. Así se une el «cuerpo arcoíris» con la mente infinita, con sus corrientes vitales palpitando con pulso propio, y la perla-embrión adquiere vida en el interior y se mueve por la órbita.

Finalmente, la perla puede salir por la coronilla. Se protege formando un campo a su alrededor con los cinco Dhyânibuddhas que la rodean y, poco a poco, se le puede dar la forma del doble imaginario. La forma es autoinducida, al igual que el nombre; en un momento dado, el adepto descubre el nombre de su doble, con el cual podrá crear el mantra que le mantendrá unido a él. La respiración, la corriente del orgasmo y la vibración se vinculan al mantra con el nombre del doble para poder invocarle en cualquier momento y así el adepto puede entregarle, paulatinamente, su personalidad y darle una nueva identidad.

Si todos estos ejercicios devocionales de construcción del palacio del gozo y alquímicos han sido realizados con éxito y se ha podido sentir el despertar del «cuerpo arcoíris» y de la mente infinita, el adepto siente la necesidad imperiosa de permanecer en contemplación silenciosa y en completa quietud. El sentarse a meditar es inevitable. Al adepto en estado de éxtasis, con sus sentidos desbordados por una receptividad ilimitada, no le es posible realizar ningún movimiento corporal ni mental, solo puede recrearse en este estado.

Una práctica como esta es apropiada para aquellas personas que aman la vida sin límites ni condiciones, pues no hay negación alguna de ningún aspecto de la vida. Queda descartado el celibato entendido como represión, así como la idea de los antiguos místicos de que el cuerpo es una tumba para el alma, porque esta idea niega la vida. No hay nada impuro, lo que no quiere decir que todo esté permitido. Pero desde luego hay que superar toda moral basada en la culpabilidad y la represión. El practicante tiene que abrazar la vida, aceptando el placer y el sufrimiento, que son dos formas normales y naturales en que ella se expresa. Es preciso ver en el sexo algo que se encuentra en todos los niveles de la existencia y del que nada ni nadie puede sustraerse. Reprimirlo es condenarse a pagar un alto precio y tampoco hay que considerar a las fantasías sexuales y los sueños como algo rechazable, sino como el lenguaje propio de la libido que intenta transmitir algún mensaje simple y básico, pero importante.

La libido es la sustancia de la vida misma. Es lo único que buscamos satisfacer, aquello que permanece oculto en cada uno de nosotros, que se expresa por medio de impulsos, sueños y fantasías, que nos empuja a un juego ciego de seducción y represión, en la mayoría de casos inconsciente. La libido se busca satisfacer no solo en el ámbito de la pareja, sino en todas las relaciones humanas, en todos los vínculos que establecemos y en los que nos proyectamos. La vida es erotismo, aceptar este hecho es una manera de acercarse a la inmortalidad.

La práctica del *antarbhava yoga* no es para nada especulativa, aunque precisa un cierto método y disciplina característicos del que investiga. Creo que no se puede hablar propiamente de «ciencia espiritual», como ingenuamente habían creído los ocultistas de finales del siglo XIX y principios del XX, pues la espiritualidad afecta únicamente al ámbito de lo subjetivo y lo individual. Pero sí se puede observar el fenómeno cambiante de la existencia y de la mente a partir de una reflexión crítica y metódica, para comprender cómo funcionan la vida y la mente desde de la experiencia subjetiva y las dinámicas de la existencia.

Una espiritualidad de este tipo requiere de la meditación y de la contemplación, pero además precisa, como herramienta, de una nueva sensibilidad amplia y profunda, así como una capacidad intuitiva desarrollada, cosas que se pueden cultivar y potenciar gracias al *antarbhava yoga*. También es necesaria una ética radical y verdaderamente liberadora del sufrimiento ocasionado por los excesos de la vida moderna: excesos de consumo, exceso de trabajo, exceso de esfuerzo, exceso de comida, exceso de comunicación, etc. Un yogui moderno acepta y abraza la contradicción, y no cree *a priori* en los grandes ideales de liberación y de iluminación. La práctica permite pequeñas liberaciones y pequeñas iluminaciones, pequeñas transformaciones, pequeñas salvaciones de aspectos concretos de los excesos de la vida moderna.

El camino espiritual que propone el *antarbhava yoga* pasa por una disciplina diaria, que consiste en practicar este yoga, si es posible, siempre a la misma hora, para empujar a la mente a la necesidad. Disciplina no quiere decir rigidez. Otro factor con el que el meditador deberá luchar es contra el tedio que ocasiona la disciplina. Esto se supera cuando el adepto trabaja con la energía sexual, que convierte el rito y la meditación en una actividad placentera que produce un estado de éxtasis. Solo en el orgasmo el adepto entra en conexión con la mente profunda, aquella mente que no se apaga durante el sueño profundo y a la que puede dar caza en el momento del orgasmo. Los antiguos pensaban que así se vencía a la muerte. Tal vez nosotros no busquemos tanto vencer a la muerte como comprender la vida. Quizá por eso todas las promesas de liberación de las distintas religiones me parecen fantasías basadas en mitos y leyendas.

Al final, la contemplación silenciosa y la quietud constituyen la consumación natural de toda la práctica del *antarbhava yoga*, una intensa experiencia que abre a una dimensión desconocida, que es capaz de transportarnos a estados del ser totalmente ignorados. Una nueva personalidad irrumpe en la mente y la conciencia, cuya nota característica es una sensación muy placentera, de gran expansión, como si los dos costados del tronco se separasen mientras la mente permanece inmóvil, observando todo lo que surge y conmueve a la conciencia. Como mencionaba antes, la única respuesta posible es la quietud y el silencio. La mente queda espontáneamente en estado meditativo, completamente inmóvil en esta placentera absorción de lo ilimitado, deslumbrada por el brillo de la vacuidad. Para ello, basta con repetir mentalmente el mantra que te revelará tu doble arcoíris, nacido gracias a la alquimia del *antarbhava yoga*.

## AGRADECIMIENTOS

Me gustaría agradecer especialmente la colaboración de Eva Congil, editora y responsable de que este libro sea posible, a Victoria Riobó y a mi hermana Elena, sin cuya ayuda este libro no sería legible.

# NOTAS

1. Donald L. Wilson: *El poder total de la mente*, Edaf, Madrid, 1981.

2. Carl Gustav Jung: *Recuerdos, sueños, pensamientos*, Editorial Seix Barral, Barcelona, 2003, p. 17.

3. Rudolf Steiner: *La Ciencia Oculta Un bosquejo*, Editorial Rudolf Steiner, Madrid, 2000.

4. Max Heindel: *Concepto Rosacruz del Cosmos o Ciencia Oculta Cristiana Tratado elemental sobre la evolución pasada del hombre su constitución actual y su futuro desarrollo*, Editorial Kier, Buenos Aires, 1984.

5. Ignacio Gómez de Liaño: *El círculo de la Sabiduría*, Ediciones Siruela, Madrid, 1998.

6. Rudolf Steiner consideraba la imaginación como la primera fase de la iniciación ocultista. Ideó un sistema que aplica la imaginativa Ciencia Espiritual a diferentes ámbitos de la vida. Steiner es asimismo el fundador de la Pedagogía Waldorf que tanto énfasis pone en el cultivo y estimulación de la capacidad imaginativa y creativa de los niños.

7. La postura del arado, que se hace con la espalda estirada en el suelo boca arriba y dejando caer las piernas sobre el cuerpo.

8. Milan Kundera nos recuerda en su relato *La lentitud* que la memoria es directamente proporcional a la lentitud, cuanto más lento mayor capacidad de recuerdo.

9. Un *ashram* es un centro donde suelen vivir monjes hindúes y donde se siguen las enseñanzas y las prácticas espirituales de algún gurú.

10. *Mahasamadhi* es el lugar donde se encuentran los restos mortales de un santo indio, la palabra se refiere al estado contemplativo en el que el santo murió.

11. Tantra es un tipo de filosofía que predominó durante toda la Edad Media india y buscaba divinizar a sus practicantes por medio de complejos ritos, recitación de mantras y prácticas yóguicas.

12. Patañjali busca al Dios de la filosofía *sâmkhya* al que denomina *Purusha*.

13. La filosofía *sâmkhya* es la filosofía más importante de la India. Es una filosofía dualista que considera que todo es fruto de dos principios: *Purusha*, «el observador» y *Prakriti*, «lo observado», el espíritu y la naturaleza en sus distintos niveles de manifestación.

14. La palabra *mahasiddha* se podría traducir como «gran mago», pues *siddhi* significa «poder mágico».

15. Anandamayi Ma (1896-1982) recibió el título de Sri Sri Anandamayi Ma, es decir, «doblemente santa», muestra de la enorme devoción que su vida y enseñanzas despertaron entre sus contemporáneos. *Anandamayi*, en sánscrito, significa «alegría impregnada», nombre que recibió de sus devotos.

16. Rudolf Steiner: *Cómo conocer los mundos superiores*, Editorial Rudolf Steiner, Madrid, 2002.

17. El Buda Sakyamuni es el Buda histórico que, según el budismo *Mahayana*, residía en la Tierra Pura Tushita antes de nacer.

18. *Dharma* es el nombre que reciben las enseñanzas budistas que conducen a la liberación.

19. El yoga de generación consiste en las meditaciones y los mantras destinados a autogenerarse como la divinidad objeto de culto.

20. El yoga de consumación agrupa técnicas similares al *hatha yoga* destinadas a generar calor interno y a tomar conciencia de la circulación de la energía sutil por los canales y los chakras.

21. *Sadhana* significa práctica ritual, meditativa y yóguica en torno a una deidad y su mantra.

22. *Prânâyâma* significa control de la respiración.

23. Vishnu es un dios del que se conocen diez avatares o encarnaciones en la tierra, entre los que destacan el príncipe Rama y Krishna. Su último avatar es el rey Kalki de Shambhala, que todavía no ha hecho su aparición.

24. La imaginación activa es un método psicológico desarrollado por Jung para establecer un diálogo en estado de vigilia con el inconsciente.

25. El *mahamudra* es el método de absorción mental más profundo y completo del budismo tibetano, que se compone de los dos yogas de generación de la deidad y de consumación y que culmina con el gran *mudra*, que es una práctica sexual con una pareja tántrica.

26. *Kōan* es un problema que los maestros proponen a sus discípulos en el budismo zen, que en apariencia parece absurdo, carente de sentido, pero que sirve como enigma para abrir la mente a una dimensión no conceptual.

27. Los taoístas llamaban «caldero» a tres puntos de recolección diferentes donde se realizaban las tres mezclas de la alquimia interior.